マラソン・ロードレース 救護・医療体制 整備指針

フルマラソンから小規模レースまで －安全に運営するために…

監修　公益財団法人 日本陸上競技連盟 理事・医事委員会委員長　山澤　文裕

編集　「ファーストエイドの標準教育プログラムと、大規模イベントでの
応急救護体制確保の指針の研究開発」研究班 研究代表者　　　　野口　宏

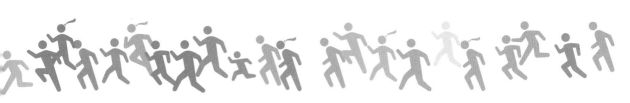

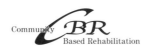

Community CBR
Based Rehabilitation

第 1 版第 2 刷発行について

本書は，発行元が真興交易㈱医書出版部から株式会社シービーアールに変更になりました．
なお，2020 年 9 月 10 日（第 1 版第 1 刷）発行の『マラソン・ロードレース 救護・医療体制
整備指針』と同一内容です．

　これほどマラソンが好きな国民はいないのではないか、と思われるほど、日本人はマラソンが大好きである。走る人、応援する人、大会のボランティアをする人、など多くの方々の協力でマラソン大会は成り立っている。

　公益財団法人 日本陸上競技連盟では2040年までにランニング人口2,000万人を目標とし、市民マラソン大会の総括・支援・機会提供などを目的としたJAAF RunLink を立ち上げ、その中でも医療支援を重点施策とした。

　多くの人が集まる、かつ長時間走る、ということは、その現場で多くの傷病者や重度疾病者が出る可能性がある。公益財団法人 日本陸上競技連盟医事委員会の調査では、マラソン大会では参加者の約4％が救護所を受診し、64,000人の参加者当たり1件の心肺停止事故があり、心肺停止事故はコース終盤の最後の10kmに多いことが判明した。すなわち、このような重大事故は確率的にどのようなマラソン大会でも起こり得る。また、大都市で行われる大量参加型マラソン大会そのものが、マスギャザリング事例である。大会主催者は安全で安心な大会運営を行う義務があり、参加ランナーに対して適切な安全配慮を尽くさなければならない。その1つが大会準備のための救護・医療委員会の設置、大会当日の救護・医療チームの任命であり、AED を含む適切な医療器材の準備や救急隊、協力病院との連携などである。

　マラソン大会における救護・医療体制は、それぞれの大会の実情に合わせて構築されているが、まとまった形での適切なガイドブックは、これまでわが国においては作られていなかった。このたび、愛知医科大学名誉教授 野口　宏先生を中心に「ファーストエイドの標準教育プログラムと、大規模イベントでの応急救護体制確保の指針の研究開発」研究班が、微に入り細に入り、詳細なマラソン・ロードレースにおける救護・医療体制整備指針を作り上げた。

　マラソン・ロードレースの救護・医療体制について非常に良く書かれたガイドブックであり、救護・医療関係者の方々には、ぜひ手に取ってお読みいただき、それぞれが関与しているマラソン・ロードレースの安全、安心のレベルをさらに高めていただきたい。さらに、このガイドブックが競技の垣根を越えて、様々な競技における良質な医療体制構築にもつながるものと期待する。

2019年12月
公益財団法人 日本陸上競技連盟
理事・医事委員会委員長
山澤　文裕

新型コロナウイルス感染症時代のスポーツ

　2019年12月に中国・武漢市で発生した新型コロナウイルス感染症COVID-19は、世界中の人々の生活を大きく変えてしまった。潜伏期間は最大で14日、感染経路は飛沫感染と接触感染とされる。感染力は発症の2～3日前から発症直後に最大となり、発症前や無症状感染者（感染を受けたにもかかわらず無症状の感染者）からも感染することが明らかとされた。スポーツジムや戸外における運動が制限され、人が多く集まるスポーツも大きな影響を受けた。各種大会の中止、延期、無観客試合が余儀なくされていたが、6月になりようやく「新しい生活様式に基づく新しい日常」が始められるようになった。

　マラソン・ロードレースは、多数のランナー以外にも役員、ボランティア、メディア、ファンなどが集まる代表的なマスギャザリングスポーツである。新型コロナウイルス感染症が拡大しクラスターを形成する可能性が高いため、その実施については、様々なステークホルダーとの協議が必要となる。本整備指針では感染症対策について細かくは触れていないが、新型コロナウイルス感染症の拡大リスクを軽減しつつマラソン・ロードレースを開催し、そして更なる事業の発展のために様々な対策が必要である。

　新型コロナウイルス感染症に関する行政、保健衛生当局、ワールドアスレティックス（世界陸連）などによる情報を共有し、十分な感染予防対策が取られているかどうかを確認するため、日本陸上競技連盟は「新型コロナウイルス対策本部」を設置し、各大会では、それの担当者を任命し日本陸上競技連盟「新型コロナウイルス対策本部」と連携の上、参加者の感染予防、クラスター形成の防止に積極的に関わっていただくことを構想している。何といっても最も重要なことは、ランナー、役員などの大会関係者全員が新型コロナウイルス感染症について正しい知識を得て、実践することである。自分の健康状態、衛生状態が他の人々に大きな影響を与えることを認識し、いかなる立場での大会参加であっても、参加前後の健康状態を自身でモニターする習慣づけが大切である。

　新型コロナウイルス感染症との戦いは始まったばかりである。マスギャザリングスポーツにとってポスト感染症時代は、まだまだ先のことである。安全性が高く、有効なワクチンの1日も早い完成が待ち望まれる。大会主催者、救護・医療チームのみならず参加者一人一人が責任をもって、感染拡大予防に努める「新しい形のマラソン・ロードレース」がスタートする。

2020年6月

公益財団法人 日本陸上競技連盟

理事・医事委員会委員長

山澤　文裕

　わが国では、札幌、東京、名古屋、京都，大阪、神戸、福岡などの大都市はもちろんのこと、それ以外の各都市でも枚挙にいとまがないほどのマラソン・ロードレース大会が、毎週どこかの地域で開催されています。そこでは多くの一般市民が参加し、走ることを楽しんでいます。

　一方、マラソン・ロードレース大会では、参加者による十分な健康管理がなければ、また健康管理があったとしても、時に生命に危機が生じるような事態が生じることも知られています。

　それ故に、大会参加者には、本人自らによる健康管理の責任が求められますが、大会の主催者にも、健康リスクの軽減への取り組みが求められます。また、主催者には、傷病者が発生した時に備えた体制の整備も求められるでしょう。マスギャザリングイベントとしての災害への備えもある程度必要でしょう。しかしながら、それらの体制を、どのように、どの程度整備したらよいかについて詳しい指針はありませんでした。

　そこで、各地でマラソン・ロードレースの救護・医療体制の構築に加わった方々、救急業務に詳しい方々、救急医療体制に詳しい方々の力添えをいただき、多数のマラソン・ロードレース大会を視察、調査した結果を検討し、さらには、日本陸上競技連盟、国際マラソン医学協会 医療救護マニュアルなどに沿ったものとして、ここに、わが国における「マラソン・ロードレース 救護・医療体制 整備指針」を取りまとめました。

　本指針が、全国各地で行われるマラソン・ロードレース大会の救護・医療体制の整備の際に活用され、もってわが国の健康、安全に寄与することになれば幸甚です。

2018 年 5 月

「ファーストエイドの標準教育プログラムと、大規模イベントでの
応急救護体制確保の指針の研究開発」研究班 研究代表者

（愛知医科大学名誉教授）

野口　　宏

編 集 ・ 執 筆

◎野口　　宏　（愛知医科大学医学部名誉教授）※研究代表者
○一柳　　保　（高野町消防本部）
　伊藤　　清　（大曲仙北広域市町村圏組合消防本部）
　大木　哲郎　（福岡市消防局）
　大迫　幹生　（豊田市消防本部）
　岡本　征仁　（札幌市消防局）
　加百　正人　（神戸市消防局）
　加納　秀記　（愛知医科大学医学部教授）
　北小屋　裕　（京都橘大学）
　喜熨斗智也　（国士舘大学）
　後藤　玲司
　武山　直志　（愛知医科大学医学部教授）
○田邉　晴山　（救急振興財団 救急救命東京研修所教授）
　津田　雅庸　（愛知医科大学医学部教授）

◎編集長　　○副編集長

協　　力

　中村　雄治　（豊田市消防本部）
　佐々木光晴　（大曲仙北広域市町村圏組合消防本部）

監　　修

　山澤　文裕　（公益財団法人 日本陸上競技連盟 理事・医事委員会委員長）

7

目　次

整備指針と救護・医療体制

1-1　整備指針の目的

　本整備指針は、マラソン・ロードレース大会を開催する上で必要な救護・医療体制と、その体制を整備するための手順を指針として示すものです。これにより、全国各地で行われるマラソン・ロードレース大会に合わせた救護・医療体制が適切に整備され、もって国民の健康、安全に寄与することを目的としています。

1-2　救護・医療体制に求められる役割

　マラソン・ロードレースは、気軽に始めることができるスポーツで、多くの人に親しまれています。年間を通じ、どの週末もわが国のどこかでマラソン・ロードレース大会が開催されているほどです。身近なスポーツとして国民の健康の増進に大きく寄与しているのです。

　一方で、マラソン・ロードレースは、身体に過剰な負荷がかかると、時に生命に危険が及ぶスポーツでもあることもまた事実です。そのため、大会の開催にあたっては、あらかじめランナーの健康を脅かす潜在的リスクを最小限に抑える取り組みが必要です。そして、ひとたび傷病者が発生すれば、迅速、適切に救護、医療を提供する必要があります。

　また、マラソン・ロードレースは1つの地域に多数の人が集まる大規模イベントでもあります。多数の人が集まることによる集団災害への備えもまた必要です。

　さらには、災害といった特別なことが発生せずとも、マラソン・ロードレースの開催そのものが、地域の救急医療に悪い影響を与える恐れがあります（コラム1）。道路の占有によって救急車の通常の走行ルートが妨げられ到着が遅れることなどがその具体例です。したがって、これらの軽減も不可欠です。

つまり、マラソン・ロードレース大会における救護・医療体制には、**図表1**の4つの役割が求められます。

図表1　マラソン・ロードレースにおける救護・医療体制の主な役割

①	ランナー、スタッフ、観客の健康リスクの管理、軽減
②	発生した傷病者への救護・医療の提供
③	集団災害への備えと災害医療の提供
④	開催地域における救急医療体制への負担の軽減

コラム1

マラソン・ロードレース大会による救急医療への影響

　大規模なマラソン大会では、しばしば広範な交通規制が敷かれ、インフラにも混乱が生じます。アメリカ・ハーバード大学医学部の Anupam B. Jena 氏らは、メディケアのデータを調査して、アメリカで行われた大規模マラソンの大会当日に、マラソンコースの近隣に住む人が救急搬送される場合、搬送時間の延長と30日死亡率の上昇が起きていたと報告し、マラソン大会は地域住民の救急医療に悪影響を与え得る可能性を示しました[1]。

1-3　大会の中の救護・医療体制

　マラソン・ロードレース大会でその中心となるのは、ランナーによる競技、競走です。救護・医療体制はランナーによる競技、競走を支える1つの要素に過ぎません。その意味では、救護・医療体制は、沿道の応援や大会を盛り上げるための様々な演出などと同様の位置付けであり、救護・医療体制のみが最重要・最優先されるものではありません。とはいえ、救護・医療体制は、参加者の生命に関わることであり、マラソン・ロードレース大会の開催にあたっては必要不可欠なものです。

1-4　整備指針の対象と位置付け

　本整備指針でいうマラソン・ロードレース大会とは、日本陸上競技連盟規則の第240条が規定する道路競走を対象としています。ただし、その規定に該当しない

マラソン・ロードレース大会の救護・医療体制の整備においても、役立つと考えています。

　本整備指針は、以下の規則やガイドラインに準拠しています。

- ワールドアスレティックス（World Athletics）医事規則
- 日本陸上競技連盟（Japan Association of Athletics Federations）競技規則
- 日本陸上競技連盟：市民マラソン・ロードレース運営ガイドライン
- ISO31000/2009・JIS Q31000/2010（リスクマネジメントに関する国際・国内基準）

　また、本整備指針は、以下を参考として作成しています。

- 日本医師会（監訳）：国際マラソン医学協会 医療救護マニュアル
- 日本医師会：緊急時総合調整システム（Incident Command System：ICS）基本ガイドブック
- 愛知万博記念 災害・救急医療研究会：マラソン・ロードレース医療・救護活動ガイドライン

2 主催者の責務と求められる組織

2-1 主催者の責務

　マラソン・ロードレース大会の開催にあたり、救護・医療体制を構築する責務は、その大会の主催者にあると考えられます。ワールドアスレティックスと日本陸上競技連盟は、主催者（組織委員会）に対して、「十分な医療の提供」と「適切な安全・セキュリティ対策を講じる責任を負う」ことを求めています[2]。また、「主催者は、競技者及び競技役員の安全を確保しなければならない」とし、ロードレースなどについては、「特別な医療体制や安全対策が必要」とし、「競技者、スタッフ、ボランティア、メディア、観客に対する応急処置と救急医療体制の確保」を求めています。

　このことは、主催者が適切な安全・セキュリティ対策を講じずに、マラソン・ロードレースにおいて事故や災害が発生した際には、民事・刑事上の責任（コラム2）を問われる場合があることを意味しています。この点からも、大会の開催にあたって、主催者は適切に救護・医療体制を構築する必要があります。

2-2 責任者の任命

　主催者は適切な救護・医療体制の構築にあたり、その責任者を定める必要があります。ワールドアスレティックスと日本陸上競技連盟は「医事責任者を任命し、大会期間中の医療体制・安全対策のための準備と調整を行わなければならない」としています[2]。責任者は原則的には医師が任命され、医事責任者、医療統括官、メディカルディレクターなどの呼称が与えられます。本整備指針では、「救護・医療体制の責任者」という呼称を使用します。

　責任者が救護・医療体制のみを担当するか、他の業務と兼務するかは大会の規模や組織体制によって異なります。小規模な大会では、責任者が他の業務と兼務する

ことはやむを得えませんが、「誰が救護・医療体制の責任者か？」との外部からの問い合わせに対して、すぐに特定の人を挙げることができるようにしておく必要があります。大規模な大会では、救護・医療体制を専任で担うのが原則となりますので、アンチ・ドーピングの責任者を兼務すべきではありません（コラム3）。

コラム2

マラソン・ロードレース大会における主催者の民事・刑事上の責任[3]

1　民事上の責任

マラソン・ロードレースは主催者の募集行為に対して、参加者が申し込むことにより成立する契約行為です。契約の成立により主催者は大会の安全を確保する義務（安全配慮義務）を負い、違反した場合は民法第415条（債務不履行）を根拠とする損害賠償の対象となります。参加費の有無や金額の多寡は関係ないとされています。

また、故意または過失によって他人に損害を与えた者は生じた損害を賠償しなければなりません。救護・医療スタッフや大会スタッフが故意または過失によって他人に損害を与えた場合は、民法第715条により使用者である主催者に賠償責任が発生する場合があります。

2　刑事上の責任

主催者は大会で発生した事故について、過失傷害罪（刑法第209条）、過失致死罪（刑法第210条）、業務上過失致死傷罪（刑法第211条）等の罪に問われ、刑事上の被告となることがあります。マラソン・ロードレースの多くは「業務」に該当し、主催者は安全に対して高いレベルの注意義務と結果責任を負う可能性があります。

2001年（平成13年）に発生した「第32回明石市民夏まつり」における花火大会歩道橋事故（死者11人、負傷者247人）では、主催者の市職員、警察署現場指揮官、警備会社支社長が「業務上過失致死傷罪」で有罪判決が確定しています。

コラム 3

救護・医療体制の責任者とアンチ・ドーピングへの対応

　ワールドアスレティックスと日本陸上競技連盟の規則では、「医事責任者を任命し、大会期間中の医療体制・安全対策のための準備と調整を行わなければならない」としています[2]。大きな責任を担う医事責任者はアンチ・ドーピングの責任者を兼務せず、別の人をそれに当てるべきです。マラソン大会の競技時間は長く、かつ終了してもなお、体調不良者が出るため、救護・医療体制の責任者は他の役割を兼ねることは難しいためです。

2-3　責任者の役割とメディカルコントロール

　救護・医療体制の責任者の役割は、救護・医療体制を構築し実行することで、マラソン・ロードレース大会の医学的な質を確保し、保障し、マラソン・ロードレース大会の成功に貢献することです。つまり、マラソン・ロードレース大会における救護・医療体制のマネジメントを行い、かつメディカルコントロール（コラム4）も担うことがその役割になります。

　具体的には、① ランナー、スタッフ、観客の健康リスクの管理・軽減、② 発生した傷病者への救護・医療の提供、③ 集団災害への備えと災害医療の提供、④ 開催地域における救急医療体制への負担の軽減の4つ（**図表2**）について適切な体制を構築し実行することが役割となります。

　救護・医療体制の責任者には、この役割を通じて、他の分野の責任者とともに、大会の成功に貢献することが求められます。

コラム 4

メディカルコントロールとは

　何らかの活動について、その医学的な質を保障する取り組みを「メディカルコントロール」といいます[4]。アメリカから入ってきた言葉、概念であり、主に救急医療の領域で使用されています。119番通報で現場にかけつける救急隊員が処置などをする際に、医師が携帯電話などを通じて処置に関する指示や助言を与えたり、救急隊の活動に対して医学的に事後検証をしたり、病院で救急隊員に処置の実習・教育を行ったりすることなどが、医学的な質を保障するための具体的な取り組みにあたります。マラソン・ロードレース大会の医学的な質を保障することが、救護・医療体制の責任者の役割になります。

次の ① ～ ④ を通じて、大会と地域の救護・医療体制について医学的な質を確保し、保障することで、マラソン・ロードレース大会の成功に貢献する	
①	救護・医療体制準備委員会の立ち上げ、救護・医療スタッフの確保
②	AED などの医療資器材、医薬品などの準備、メディカルマニュアル策定
③	地元医師会などとの連絡調整、搬送先医療機関の確保
④	開催地域における警察・消防機関との連携

2-4　責任者に求められる資質

　大規模な大会での救護・医療体制の責任者は、スポーツ医療、救急医療（災害医療も含む）について、いずれか、もしくは双方の深い知識と経験を持つ者である必要があります。マラソン・ロードレース大会における救護・医療体制は、地域の医療体制と密接に関連することから、日々、その地域での医療に関わる医師がより良いでしょう。特に、地域の救急医療体制との関連が深いため、地域のメディカルコントロール体制に関わる者が責任者になるか、責任者を補助する立場になることが理想です。また、責任者には、同様の大会において救護・医療体制の責任者を支える立場での参加経験が求められます（**図表3**）。

図表3　大規模な大会での救護・医療体制の責任者に求められる資質

①	スポーツ医療、救急医療（災害医療も含む）について、いずれか、もしくは双方に深い知識と経験を持つ者
②	日常において、大会開催地域の医療に関わる医師（特に救急医療に関わる者であること）が望ましい
③	マラソン・ロードレースの救護・医療体制の責任者もしくは責任者を支える立場での参加経験がある者

2-5　組　　織

　救護・医療体制の構築を責任者1人で行うことは困難です。責任者は、大会前、大会当日、大会後に求められる役割に応じた組織づくりを行い、その組織を指揮し、効率良く体制を整備します。

2-5-1 大会開催前の組織

1 準備委員会の設置

　主催者とともに、責任者の指揮のもとに、救護・医療体制の構築、整備を行う組織を立ち上げます。「救護・医療体制準備委員会」などの名称が使われます。これにより効率的な体制整備が可能になります。

　大規模な大会では、救護・医療体制の責任者と各職種の代表者のみならず、消防、行政、医療、警察機関や有識者などを構成員とするのがよいでしょう。小規模な大会でも、消防、医療機関の関係者の参加は必要です。また、法的問題に対して、法律家に参加を求めるとよいでしょう。

2 実行組織

　大規模な大会では、救護・医療体制準備委員会などのもとに、健康リスクの評価や対策、スタッフの確保、資器材の準備（ロジスティックス）などを担当する常設の実行組織が必要となります。小規模な大会ではそれらの組織を設置する必要はありませんが、実務の進捗についての管理は、救護・医療体制の責任者の役割です。

　ロジスティックスの実務は、スタッフ、資器材、日程・時程、安全の確保、傷病者対応、搬送、連絡通信、トラブル対応、記録などを、大会前から大会後において、円滑、確実に、調達、運用、撤収に関する管理を目的とします（**図表4**）。また、

図表4　ロジスティックスの実務で必要な事項

項　目	対　象　例
スタッフ	救護・医療スタッフの募集、名簿作成、資料送付、欠席連絡
資器材	テント、医療資器材、廃棄物容器、氷、無線、AED、発電機、自転車、看板、携帯電話、消耗品、活動記録用紙、車椅子、コピー機、電話回線、パソコン、プロジェクター、ストーブ、毛布、湯沸かし器、塩飴、飲料水
日程・時程	スケジュール、進行管理
安全	テント・ベッドの固定、不審者・不審物、テロ情報
搬送	救急車、患者等搬送事業者、収容バス、招待選手の対応
通信	無線、電話・インターネット回線
トラブル対応	救護・医療スタッフのけが、クレーム、忘れ物、保険対応
記録	スタッフデータ、救護所受診者データ、各種活動記録

ランナーへの事前教育やランナーサービスについても検討します。

　大会当日に用いる救護・医療マニュアルを他部門と調整の上作成し、事前に全救護・医療スタッフに配布し、手順を統一させます。

2-5-2　大会当日の組織運営

　大会当日は、救護・医療をマネジメントする組織として「救護・医療統括本部」を設置します。小規模な大会で、救護・医療統括本部を独立して設置するのが難しいようであれば、大会運営本部の中に担当セクションを置いて対応します。

　救護・医療体制の責任者は、この統括本部を中心に活動し、各救護所、救護・医療スタッフなどの活動状況の把握と管理などを行います（5-1「救護・医療統括本部（統合指揮センター）の設置」を参照）。

　主催者は大会当日の救護・医療スタッフを、正式の委任状をもって任命すると役割や責任が明確となります。救護・医療スタッフの業務、責任、謝金、保険などの範囲を明記した契約書を作成するように努めましょう。

2-5-3　大会後の組織運営

　マラソン・ロードレースの大会は、翌年も継続して開催されることが多いイベントです。救護・医療体制は、医療や社会の進歩とともに年々充実させる必要があります。次年度にさらに充実した体制を提供するために、今大会の状況をPDCAサイクル〔Plan（計画）→ Do（実行）→ Check（評価）→ Act（改善）の4段階を繰り返すことで、継続的に改善すること〕によって、評価、改善することで、次回につなげる必要があります。そのため、事後検証などを主な役割とした組織が必要です（12「次回に向けて」を参照）。また、参加した救護・医療スタッフに、それぞれの持ち場での良かった点、悪かった点、改善が必要な点などについてレポートを提出してもらいます。現場の声をできるだけ集める工夫をします。

大会への準備と救護・医療計画

　救護・医療体制の確保には十分な準備が必要です。まず、救護・医療計画を策定します。この計画は、救護・医療体制を効率的に確保するために根幹となるもの（**図表5**）です。計画の策定は、主催者（組織委員会）とともに救護・医療体制の責任者が中心になって行います。すべての大会に一律に適用できる計画はなく、各大会がそれぞれの状況に合わせて最適な計画を策定します。

　ここでは、救護・医療計画の策定手順について述べます。

図表5　救護・医療計画に必要な記載項目の例

項　目	対　象　例
目　的	計画の目的、成果目標、行為目標
概　要	コース特性、気象状況、参加者の特性など
リスク評価	コース特性、気象状況、参加者の特性、特有の健康障害、スタッフの熟練度など
医療体制調査	地域の医療体制の確認、必要な救護・医療体制の算定と構築、消防機関などとの調整など
人員配置	救護・医療スタッフの構成、救護・医療スタッフとしての心構え、守秘義務と個人情報の保護、スタッフへの配慮と保証、周知と訓練、指揮命令と連絡など
救護計画	救護・医療統括本部の設置、救護所の設置、移動救護体制の確保、救護ランナー体制の確保、資器材の確保と処理、AED、セルフケアステーションなどの設置など
ランナー管理	ランナーの事前管理、ランナー当日の管理、救護・医療体制に関する情報提供、給水所に関する情報など
コース管理	アクセスルートの確保、給水所の設置、監視塔の設置など

搬送計画	傷病者の搬送計画、消防、医療、警察機関などとの調整、搬送先医療機関の確保など
傷病者対応	活動の基本、記録と個人情報の管理、報道機関への対応など
災害対応	想定される災害、大会の継続、その他の災害、指揮命令系の確立、災害発生時の救護・医療スタッフの基本的な対応、（図上・実動）訓練など
外国人対応	掲示物や案内表示、スタッフ対応の多言語化、傷病者として訪日外国人ランナーを想定した救護・医療訓練など

3-1　救護・医療計画の策定手順

　はじめに、救護・医療体制の整備により達成すべき目的・目標を明確にします。
　次に、大会の開催概要を確認し、開催状況に応じた健康リスクを評価します。気象状況などによって、傷病者発生数や重篤度が異なるなど健康リスクは変動するため毎回見直しが必要です。併せて、その地域の医療事情、特に救急医療の体制について確認します。そして、健康リスクを軽減するための方策を立てるとともに、軽減しきれない健康リスクと地域の救急医療などの状況を勘案し、その大会で必要な救護・医療体制を算定、構築します（**図表6**）。傷病者が発生した場合の対応手順なども必要です。救護・医療体制や対応手順などがある程度具体化された時点で消防機関や警備などを担う機関に助言を求め、現場に即した実効性の高いものにしていきます（▼消防機関の対応の例 ❶）。
　このようにして策定された救護・医療計画を救護・医療マニュアルとして印刷、配布し、救護・医療スタッフのみならず大会関係者がいつでも参照できるようにしておきます。消防機関などとの共有も不可欠です。

図表6　救護・医療計画策定手順

ステップ	内　　容
①	救護・医療体制により達成すべき目的・目標の設定
②	大会の開催概要の確認（コース概要、気象状況、参加者数とその特性など）
③	健康リスクの評価　※②から想定
④	地域の医療状況（特に救急医療体制）の確認
⑤	必要な救護・医療体制の算定、構築　※③と④から想定
⑥	消防機関などとの調整
⑦	計画について関係者と共有

▼消防機関の対応の例 ❶

　消防本部は、主催者から救護・医療に関する相談や協議を受けた場合や、「救護・医療計画」を受理した場合には、主催者を踏まえた検討を行い、災害や傷病者の発生を未然に防ぐための計画や準備が十分であるか、また、これらのことが発生した際の救護・医療体制について不備がないかを評価・検討し、不十分な点、不備な点について指導や助言を行うとよいでしょう。

　その方法としては、その大会の前例を踏襲するだけでなく、当該指針を基に検討するとともに、全国の同規模の大会の医療・救護体制も参考にして再検討を行うことが効果的です。また、関係者を対象とした救命講習会や災害の発生を想定した事前訓練を行うことも、災害や傷病者が発生した際に迅速・的確な対応ができるための効果的な方法の１つです。

　また、消防本部は、開催日の気候や参加者数などから、多数の傷病者が発生することが想定される場合には、特別警戒計画を作成し、会場への救急車の配置や現地警戒本部の設置、救護所への職員の配置など、一時的な救急需要の増加への対応についても検討を行います。

　特別警戒計画を作成しない場合でも、イベントの開催について、規模、開催日時、緊急車両の進入経路などの情報を消防本部内で共有しておくことが重要です。

3-2　目的・目標の設定

　多くのマラソン・ロードレースでの救護・医療計画の目的は、①ランナー、スタッフ、観客の健康リスクの管理・軽減、②発生した傷病者への救護・医療の提供、③集団災害への備えと災害医療の提供、④開催地域における救急医療体制への負担の軽減の４つにおよそ集約されます（1-2「救護・医療体制に求められる役割」を参照）。

　その目的を達成するために、目的をより具体化させた目標を定めます。目標は、目標とする姿を示す「成果目標」と、成果目標を達成する手段や過程を示す「行為目標」とに分けるとより具体的になります（**図表7**）。毎年開催している大会であれば、前年の状況を確認した上で目標を定めるのがよいでしょう。

図表7　目的と、成果目標・行為目標の例

救護・医療体制の目的	
①	ランナー、スタッフ、観客の健康リスクの管理、軽減
②	発生した傷病者への救護・医療の提供
③	集団災害への備えと災害医療の提供
④	開催地域における救急医療体制への負担の軽減

目的を達成するための成果目標	
①	ランナー、スタッフ、観客の大会中の健康障害の発生件数（割合）を前年より減らす
	心臓突然死者を発生させない
②	心停止傷病者に対し速やかな救命処置を行い、現場で心拍再開を図る
	搬送決定から、医療機関到着までの時間を15分以内とする
③	集団災害の発生予防のために、スタート・フィニッシュ地点での混雑緩和を図る
	集団災害発生時に速やかに傷病者のトリアージを実施し、適切な処置、搬送を行う
④	緊急度・重症度の低い傷病者の消防機関の救急車利用をゼロにする
	医療機関に搬送の必要はあるが、緊急性のない傷病者については患者等搬送事業者を活用する
	一部の医療機関に負担がかからないように、搬送先を複数カ所用意し、分散搬送を図る

行為目標
① ランナーに対するサポート

	当日の気象などについて、ホームページやメールを用いた注意喚起
	熱中症や運動関連性低ナトリウム血症、低体温症など、マラソン特有の疾病に関しての注意喚起
	救急蘇生法に関する普及啓発、講習会の開催
	救護所、トイレ、給水場やAEDの位置情報の提供

② 突然の心停止傷病者に対する対応

	発見から15秒以内の通報
	発見から30秒以内の胸骨圧迫の実施
	発見から3分以内の電気ショックの実施
	発見から10分以内の救急車の現場出発（現発）
	心停止の救護・搬送訓練のレース前実施（10カ所）

③ 集団災害に対する対応	
	スタート時間の段階分け。スタートでは、ランナー申告予想フィニッシュタイムによるシード制を導入する
	フィニッシュエリアのランナー 1 人当たりのスペース、前年度の 1.2 倍/人に
	将棋倒し発生の初動体制（発見、通報）訓練の実施
	複数傷病者の搬送訓練の実施（搬送方法、医療機関の調整）
④ 救急医療体制の確保	
	搬送医療機関および搬送方法に関わる搬送基準の作成
	民間搬送業者の活用についてのランナーへの事前周知の徹底

3-3　大会の開催概要の確認

　大会の開催概要の確認では、健康リスクに関与する要素（**図表 8**）を中心に確認します。具体的には、① 大会のコース特性、② 気象状況、③ 参加者の特性、④ その他を確認します。

　コース特性には、コースの距離、起伏、路面状況のほか、コース周りの環境なども含まれます。気象状況には、大会当日に予想される気温、湿度、暑さ指数（WBGT：wet bulb globe temperature, 湿球黒球温度）、降雨量、風速、日照などが該当します。参加者の特性には、参加人数、年齢層、経験や訓練の度合い、健康状態などが含まれます。過去の大会において、実際にどのような傷病者が発生していたかなどの確認も必要です。

図表 8　健康リスクに関与する要素

	分　類	内　容
①	コース特性	コースの距離、起伏、路面状況、道順（往復路・周回路）、コース周りの環境
②	気象状況	大会当日の気温、湿度、暑さ指数（WBGT）、降雨量、風速、日射
③	参加者の特性	参加人数、年齢層、経験や訓練の程度、健康状態
④	その他	必要な救護・医療体制の算定、構築　※①～③から想定、緊急時連絡体制の構築

3-4　健康リスクの評価

　健康リスクとは、人の健康障害が生じる可能性や生じた場合の重大性のことをいいます。マラソン・ロードレース大会の開催では、多くの健康リスクを伴います。具体的な健康障害には、足の水疱（いわゆる「靴擦れ」）などの軽度なものから、心停止、運動関連性低ナトリウム血症など死に至る重大なものまであります。海外では、大会参加者を対象とした爆弾テロ事件（コラム5）により多数の死傷者が生じた例もあります。

　そのため、救護・医療体制の責任者は、① 大会のコース特性、② 開催日の気象状況、③ 参加者の特性などから想定される健康リスクをできるだけ綿密に評価します。

3-4-1　マラソン・ロードレースでの健康障害の発生頻度

　わが国で開催される多数のマラソン・ロードレース大会を網羅した、健康障害の発生頻度に関する十分な報告はありません。

　わが国の東京マラソン2019では、37,952人（マラソン37,604人、10kmロードレース348人）が出走し、1,330人（3.5%）が救護所内で応急手当を受け、そのうち、14人（0.04%）が救急車で医療機関に搬送されています[5]。諸外国からの報告として、2002～2005年に開催されたボルチモアマラソン（アメリカ）では、約33,700人が出走し、うち1,144人（3%）が救護所内で応急手当を受け、そのうち46人（4%）が医療機関に搬送され、その主な病状は脱水（32%）、筋肉・関節痛（25%）、皮膚損傷（20%）との報告があります[6]。

　傷病者の発生数は大会ごとに異なり、また、同じ大会であっても開催年によって、多くは気象状況により、ばらつきがあります。しかし、同規模の大会での傷病者の発生状況は、救護・医療計画を策定する上での参考になります。

3-4-2　リスクに影響を与える因子

　傷病者の発生は、大会のコース特性、開催日の気象状況、参加者の特性など多数の要因によって大きく変化します。準備の早い段階から、個々の大会での要因を評価し、その大会固有の健康リスクを把握します。

1　大会のコース特性とリスク

❶　距　離

　諸外国からは、マラソンはハーフマラソンよりもランナー1人当たりの心停止発生率が高いとの報告[7,8]があります。一方で、わが国で開催されたレースを対象とした調査ではハーフマラソンのほうが多いと報告[9]されており、距離と心停止の関係は必ずしも明確ではありません。距離が短ければ心停止が少ないとはいえないことに留意が必要です。

❷　起　伏

　コースによって様々で、平面だけを走るものもあれば、起伏の激しい山間部を走るものもあります。同じ距離であっても起伏によって、ランナーへの負荷は異なることに留意します。フィニッシュまでの距離のみならず斜度などの情報をコース上で提供することによって、ランナーはペースを設定しやすくなります。

❸　路面状況

　コンクリート舗装は、アスファルト舗装に比べて固く、その分、膝などへの負担が増すといわれています。コンクリート舗装が多い大会では、脚部の傷害が増加することを想定し準備します。

❹　コース周辺の環境

　春先から秋にかけては、ハチや蚊などの害虫による健康被害を考える必要があります。これまでも、競技中のランナーがキイロスズメバチに襲われ、軽傷を負う事故（コラム6）が複数生じています[10]。そのためコース上に廃屋や山林がある場合は、ハチの巣などの有無について点検する必要があります。

　また、マラソンコース内に車などが侵入する事故も報告[11]されています。交差点などにおいては、バリケードの設置や交通指導隊員、警備員などを配置して車の進入を防ぐ対策が必要です。

　農道、線路沿いの道路、高速道路などをマラソンコースとして使用する場合、救急車や救護車両の通行が困難なことが多いため、事前に複数の進入経路を確認しておきます。

ボストンマラソンでのテロ事件

2013年4月15日、第117回ボストンマラソンが行われました。26,839人が参加し、そのランナーを応援する観客は50万人以上が見込まれていました。

1度目の爆発は、フィニッシュ地点まで、あと200mの場所で発生。爆弾は、圧力鍋で作られたもので殺傷力を増すために大量の釘や鉄球が一緒に仕込まれていました。2度目の爆発は、1度目の爆発から13秒後に、さらに180m離れた場所で発生しました。どちらの爆弾も、バックパックに入れられた状態で、応援する観客が並ぶ歩道上に仕掛けられていたため、大勢の負傷者が発生。この時17,000人のランナーが競技を終えていましたが、まだ、9,000人のランナーがフィニッシュを目指し走っていました。

爆発直後から、市・州・連邦政府レベルにおいて多くの関係機関が協力して対応を行い、最終的に死傷者は、死者3人、傷病者264人の267人となりました。そのうち50人強は四肢切断や大量出血を伴う重症者で、現場で死亡が確認された3人以外は、迅速に医療機関搬送および救命処置が行われ、結果的に全員が救命されました[12]。

ハチによる集団災害
児童ら36人、刺され軽傷、マラソン大会中止、飯綱高原／長野

2010年10月3日午前10時20分頃、長野市上ケ屋の飯綱高原で開かれていた「第24回NAGANO飯綱高原健康マラソン大会」(同市など主催)の会場で、競技中のランナーがハチに襲われ、児童18人を含む36人が刺されました。このうち3人はその場で治療を受け、残り33人が市内の病院に運ばれましたが、いずれも軽傷。大会は中止となりました。

同市教育委員会体育課や同市消防局によると、搬送されたのは市内の小学1～6年(7～12歳)の児童18人と男女(19～53歳)15人。いずれも3kmの部に参加していました。ハチは大型のキイロスズメバチで、スタートから約600m地点にあるコース脇の山林内の廃屋で巣が見つかったそうです。同課によると、前日までにコースの点検をした際には異常は発見されなかったといいます。大会種目はマラソン3～10kmとウオーキング6.5kmに分かれ、計約920人が参加していました[13]。

⑤　**スタート地点**

スタートエリアは、ランナーが集団で転倒するリスクが高まります。予想フィニッシュ時間を基にシード制を導入することで、そのリスクの軽減が図れます。混雑のため足元が見えない状況が転倒を引き起こす要因となるため、スタート時にランナーの目線を上げさせるような演出は避ける必要があります。また、大規模な大会では、スタート位置への集合から競技開始までの時間が長くなる傾向があります。この間に、熱中症や低体温症などの発症のリスクが高まります。

音楽を聴きながらのスタートや走行は、主催者からの連絡や救急車のサイレンが聞こえなくなる可能性があるため、イヤフォン使用時は必ず、片耳はあけておくように指示します。

⑥　**関　　門**

前半の関門時間をクリアできないランナーには、高齢者や経験が少ない者、トレーニングが十分でない者など健康リスクが高いランナーの割合が高くなります。関門時間をクリアするための無理なダッシュなどは、心停止のリスクを高める恐れがあります。そのため、制限時間をカウントダウンするなどランナーを必要以上に煽ることは避けます。

関門には、こうしたランナーを送り届けるバスを用意し、救護・医療スタッフを配置します。バスには、毛布、バスタオル、飲料水を十分に準備します。

⑦　**フィニッシュ地点**

フィニッシュ地点では心停止のリスクが高まります。疲労の蓄積や、完走タイムを縮めるための無理なペースアップなどが原因であると推測されます。心停止の救命には、早期に発見することが肝要ですが、フィニッシュ地点はランナーの密度が高まる場所でもあり、また、運動関連性虚脱（倒れこみ）など別の傷害も増えるため、心停止の発見が遅れることがあります。

フィニッシュエリアでは、ランナーや観客で混雑する場合があります。集団災害のリスクも高まります。フィニッシュ地点にランナーが滞留することがないように事前に対策を立てておきます。フィニッシュ周辺での記念撮影などについても一定のルールを定めておくとよいでしょう。

2　気象状況によるリスク

気象条件は、健康リスクを変動させる最も大きな要因の1つです。気象条件は、フィニッシュタイムの遅いランナーほど影響を受けます[14]。

① 気温、風速、湿度

マラソンの至適環境は、気温 10～15℃、湿度はやや高めの 60～70％[15] と報告されています。それより気温が低く風が強い環境では、低体温症のみならず、捻挫、転倒などによる外傷事案が増加し、気温 21℃、湿度 50％ 以上では、熱中症（水の摂り過ぎによる運動関連性低ナトリウム血症も含む）のリスクが増大すると報告されています[16]。

② 降　雨

降雨は、体温調節や呼吸、循環機能には影響を与えないという報告[17] がある一方で、運動開始期に運動機能を低下させる可能性[18] や、特に冬期の低体温症の発生を高める可能性などが指摘[19] されています。視界不良によるランナー同士の接触や、路面の滑りやすさによる転倒の増加なども想定されます。ランナーに対するこれらの教育が必要であり、路面の滑りやすい地点では注意喚起を行います。スタートとフィニッシュ地点では雨よけがあるのが理想です。

③ 暑さ指数

暑さ指数（WBGT：wet bulb globe temperature，湿球黒球温度）は、熱中症を予防することを目的にアメリカで提案された指標です。暑さ指数（WBGT）が 28℃（厳重警戒）を超えると熱中症患者が著しく増加することが知られています[20]（6-2-3「暑さ指数とフラッグシステム」を参照）。

3　参加者などの特性によるリスク

① 参加者数

参加者が多いほど、健康障害を生じる人数は増加します。心停止などの重大な健康障害の発生も同様です。将棋倒しなどの群衆事故の発生リスクも高くなります。

参加者が少ない場合は、ランナーやスタッフ、観客の密度が低くなり、心停止などの重篤な傷病者の発見が遅れるリスクが高まります。

② 参加者の年齢層

近年は、高齢者の参加者が増えています。高齢者ほど潜在的な疾病を有している可能性が高く、発症や重症化の可能性が高くなります。レース内容によっては年齢制限を設けるなどの対策が必要になります。

❸　参加者の健康管理

　ランナー自らによる健康管理は、健康リスクを低減させるために最も基本的で重要なことです。日本陸上競技連盟では、マラソン・ロードレースの申し込み時やレースのスタート前に、健康状態をチェックするよう求めています[21]（6-1「ランナーの事前管理」を参照）。

　乳幼児を抱える、背負うなどの走行は、乳幼児の健康に悪影響を及ぼす可能性があり、許可できません。あらかじめ禁止事項として明示し、発生を防ぎます。レース途中で発見した場合でも、直ちに競技参加を中止させます。

❹　未登録ランナーの参加

　未登録のランナーがレースに参加する場合があります。他人から参加の権利を譲ってもらったり、紛れ込んだりすることが原因です。未登録ランナーは、救護・医療が必要になった場合に、それを拒む傾向があり、また、本人から聴取できない状況であれば身元確認が難しいなど円滑な救護・医療活動の妨げとなります。

　そのため、未登録ランナーに生じるリスク（保険が適用されないなど）を明示するなどして、未登録ランナーの発生を防ぎます。救護・医療スタッフには、その存在の可能性を周知しておきます。

　東京マラソンではナンバーカードを渡す際に、ランナーの手首にランナーリストバンドを巻き付け、それを持たない者をスタート地点に入れないようにして、紛れ込みを防止しています。

❺　観衆や応援者のリスク

　歩道や沿道には、子どもや高齢者を含め、多くの観衆や応援者がいます。そのため、ランナーや一般の歩行者、自転車などとの接触事故が発生するリスクが高まります。歩道や沿道、救護所の出入口付近には、警備員を配置するなど事故防止に留意します。

3-4-3　マラソン・ロードレース大会で生じる健康障害

　ランナーに生じる具体的な健康障害には、足の水疱（靴擦れ）や腓腹筋痙攣（こむら返り）など比較的軽度なものから、心筋梗塞や致死性不整脈による心停止、運動関連性低ナトリウム血症、熱中症など死に至るものまであります。

1　心　停　止

　アメリカで行われたマラソンとハーフマラソン競技（2000〜2010年）において、

心停止発生率は18万5,185人に1人と報告[7]されています。わが国では、心停止発生率は45,948人に1人（マラソン49,949人に1人、ハーフマラソン39,947人に1人）と報告[9]されています。

　東京マラソンでは、2007年から2019年の大会で合計460,405人が出走し、11人のランナーが心停止（41,855人に1人）になったと報告[22]されています。心停止の発生地点は、コースの後半、特に走行距離の3/4以降（マラソンでは約30km以降、ハーフマラソンでは約15km以降）や、またフィニッシュ直後が多く、死亡例は、マラソンのみならず、10km程度の距離のレースでも生じています。

　心停止のリスク要因には、心疾患・冠動脈疾患の既往歴を持つこと、遺伝的な心臓疾患（**図表9**）があることが挙げられます。高リスクの参加者には、健康診断の受診を促し、場合によってはレースへの参加を控えてもらうといった対応が必要です。また、喫煙は心疾患・冠動脈疾患のみならず呼吸器疾患を惹起しますので、マラソン参加にあたっては医師への相談を促します。

　心停止の救命には、発見後に直ちに心肺蘇生が開始され、3分以内、遅くとも5分以内にはAEDによる電気ショックが可能な体制が重要です。近年では、そのような体制を確保することで、心停止傷病者の社会復帰率は93.1%に至ると報告[23]されています（5-3「移動救護体制の確保」、5-6「AED（自動体外式除細動器）」を参照）。

図表9　心停止のリスク要因

身体的要因	環境的要因
●冠動脈疾患	●高強度の運動
●遺伝的な心臓の問題	●環境温度の上昇
●心臓病の既往	●体温の上昇
●体重過多	●不摂生
●35歳以上	●運動不足
●男性	

2　運動関連性低ナトリウム血症

　運動関連性低ナトリウム血症は、体内の相対的水分過多によって血液中のナトリウムの濃度が低下することが原因で、倦怠感、吐き気、嘔吐、筋肉のこむら返りなどが生じ、人によっては、肺水腫や脳浮腫、呼吸困難、意識障害などにまで発展し、最悪の場合は、死に至る疾患です。典型例では、運動中または運動後24時間以内に発症します。レース前やレース中の水の過剰摂取が原因となり、尿と汗での排出量を超えて水やスポーツドリンクを摂取することで生じます。特に、暑熱環境下で

のマラソンで、低速で走行時間の長いランナーに発症しやすくなります。予防策としては給水場などで与えられた量の水を無理に飲み続けるのではなく、喉の渇きにあわせて、適宜、塩分と水分補給を行うことが必要です。コース沿いに給水所が多数設置されている場合や非常に暑い日のレースで発生頻度が高くなる（反対に、非常に寒い日でも発生しますが、低温環境下では喉の渇きが鈍くなることで水分摂取を過剰に行うことのリスクは低下する[24]といわれています）とされています。

　そのため、ランナーやボランティアスタッフへ、水分の過剰摂取についての正しい知識を十分に伝えることが大切です。適切な水分摂取について、大会の前から、チラシ、マニュアル、ハンドブック、電子メールなどでランナー、ボランティアスタッフに情報提供します。当日は、最新の気象情報を踏まえた上で、スタート地点、コース沿い、給水所などで適切な水分摂取について啓発します。また、大会主催者は、運動関連性低ナトリウム血症の正しい知識について、すべての救護・医療スタッフを対象とした研修の機会を設けます。

　マラソン・ロードレース大会に向けたトレーニングに際しては、トレーニング前後で体重を測定させ、トレーニング後の体重が増えないような水分の摂り方を学ばせます。

3 　熱 中 症

　マラソン・ロードレース大会でも熱中症（労作性熱中症）が生じ、時に致命的となる場合があります。めまい、皮膚の乾燥、脱水、頻脈、嘔吐などの症状で始まりますが、うまく対処されないと意識障害が顕著となり、心停止に至ることがあります。

　筋肉運動で生じる熱や日光の輻射熱、体温中枢の異常などが原因となります。汗の蒸発（気化熱）や空気の対流などによる放熱が、高温、高湿度、無風、追い風といった環境では制限され熱中症のリスクが高まります。脱水、日焼け（汗の蒸発による放熱ができない）、病気による発熱、睡眠不足といったランナーの体調も要因となります。レースの順位や完走タイムといった目標を達成するために環境条件に合わないペースで走ることなどもリスクを増大させます。涼しい環境下でも、距離の短いレースでも、運動量が多ければ熱産生が増大するため熱中症は発生します。

　重症熱中症発生頻度は環境によって大きく異なりますが、米国マサチューセッツ州で8月に行われる約11kmのロードレースでは、ランナー1,000人当たり約2人[25]、ミネソタ州で10月に開催されるマラソンでは、ランナー1万人当たり2人の発生が報告[26]されています。

　熱中症の危険についてもレース前から参加者に伝える必要があります。レース中は、暑さ指数をフラッグシステム（6-2-3「暑さ指数とフラッグシステム」を参照）

などでランナーに伝え、気象状況に応じたペースでの走行を促します。また、コース沿いには、全身冷水浸漬法（CWI：cold water immersion）用の浴槽や冷水、スポンジ、氷、ミストシャワーといった体を冷やす手段を提供します（コラム7）。

コラム7

全身冷水浸漬法（CWI：cold water immersion）

　最も深部体温低下効果のある方法は全身冷水浸漬法（CWI：cold water immersion）です。直腸温が40.5℃以上の熱中症が適応になり、アイスバス〔5～15℃程度の冷水を満たした浴槽（子ども用ビニールプールなども活用可）〕に躯幹全体を入れ、直腸温≦38.6℃（直腸温計測が困難であれば20分程度）を目標に冷却する方法です。冷却効果として、0.15～0.35℃/分程度が期待できます。

　CWI法は、そのトレーニングを受けた医師の適応判断が必要となり、そのような医師の増加が期待されます。大量の氷や直腸温度計、水温計などの事前準備と訓練を要し、CWI法を実施した場合には必ず救急医療機関に搬送します。

4　運動関連性虚脱

　フィニッシュ後にランナーが走るのをやめることで、ふくらはぎの筋肉の動きが止まり、筋肉収縮による静脈のポンプ機能が低下し血液が両足に停滞することで低血圧となり、虚脱症状が生じます。両足を心臓よりも高い位置に挙上させ、心臓への静脈還流を促せば、多くの場合、症状は軽快します。ただし、フィニッシュ後にランナーが倒れ込む原因には、心停止、労作性熱中症、運動関連性低ナトリウム血症など重篤なものがあるため、安易に運動関連性虚脱と判断しないように注意します。レース途中に倒れ込んだ場合は、心停止などより深刻な原因による可能性が高くなります。

　フィニッシュラインを超えてすぐに立ち止まると運動関連性虚脱が生じるリスクが高まるため、しばらくは立ち止まらずに歩き続けるようにアナウンスします。レース終盤に自分の能力を超えるような無理は避けるように伝えます。

　救護・医療スタッフには、虚脱に陥る原因が複数あることの理解を促します。救護所には足を挙上することができるストレッチャーや踏み台などの準備が必要です。

5　低体温症

　低体温は、体温の低下（35℃以下）によって生じ、意識の低下、歩行困難、脈拍減弱、筋肉の硬直、不整脈などが出現します。途中で、筋肉を小刻みに収縮させて熱を産生する震え（シバリング）が起こります。

　低温、強風、降雨などの環境下で、低速で走るランナーに多く発症する傾向があります。このような環境下では、帽子や手袋、上着やレギンスなどの使用と、着替えの持参を勧めます。

6　骨格筋の障害

　骨格筋の傷害は下肢に多く生じます。突然、筋肉が痛みを伴って痙攣することを「つる」といい、ふくらはぎに生じた場合「こむら返り」と呼びます。激しい運動や発汗などによる塩分や水分の喪失が主な原因です。運動前後のストレッチ体操、適切な水分と塩分補給などが予防につながります。

　セルフケアステーションの設置やスポーツトレーナーの配置によって、ランナーが救護所を頼ることを減らすことができます。

7　皮膚の障害

　体と靴（シューズ）や衣服、皮膚同士の擦れなどが原因で生じます。足の裏にできる水疱（靴擦れ、まめ）は、シューズや靴下が合っていない場合や特定の場所に負荷がかかるフォームなどが原因となります。自分の足に合ったシューズを選ぶことにより摩擦や圧迫が軽減され、発生が抑えられます。頻発する場所にはテーピングを施すなどの予防も効果的です。

　緊急度・重症度は高くないものの、多くのランナーが救護所などを訪れる原因となるため、参加者に予防策について確実に伝えます。

3-5　地域の医療体制の確認

　地域の医療体制については、消防機関の状況、救急医療機関の状況などを確認します。消防機関の状況とは、コース周辺の消防署の位置とアクセス、到着までに要する時間、救急車配置台数、年間搬送件数や当日予想される搬送件数などです。救急医療機関については、近隣の初期、二次、三次救急医療機関の位置とアクセス、救急車の搬送受け入れ状況、大会当日の救急患者の診療体制などを確認します。消防機関、医療機関の双方について当日のコンタクトリスト（消防署名、病院名などの施設名、電話番号、救急外来直通電話番号、FAX番号など）を作成する必要が

あります。

3-6　必要な救護・医療体制の算定、構築

　健康リスクの評価と地域の医療体制の状況などを踏まえ、必要な救護・医療体制を算定します。健康リスクが高いと評価されればより手厚い体制が必要です。また、地域の救急医療体制が充実していない場合も同様です。

　救護・医療体制構築の柱になるのが救護・医療スタッフです。その確保、配置、補償などを進めます（4「救護・医療スタッフの配置と保障」を参照）。また、救護所の設置および移動して救護にあたる移動救護体制の確保も必要となります（5-3「移動救護体制の確保」を参照）。大会参加者への健康管理を促すランナーの管理（6-1「ランナーの事前管理」を参照）も重要な要素です。さらに、傷病者の発生抑制には、医学的視点からのコース管理（7「救護・医療の視点からのコース管理」を参照）も不可欠です。

　救護・医療体制の構築には、一定の費用や人手が必要になります。備えは重要ですが、一方で想定されるリスクのすべてに費用や人手を投入することは、大会の継続性に影響を与える恐れがあります。十分に費用対効果を考慮し、費用対効果の高いものを優先して、効率的に準備する意識が求められます。

3-7　消防機関などとの調整

　主催者は、計画の作成過程で、救急搬送と地域の危機管理を担う消防機関などから指導、助言を受けます。公道を使用する場合には、救急車をはじめとしたあらゆる緊急車両の走行に影響を与えます（コラム1）。関係機関との事前の十分な打ち合わせが必要です。また、大会で発生した傷病者の搬送についても、通報方法や進入経路などの調整が必須です。

　地域によっては、不特定多数の観客が参集し、救急事故などの発生危険が高いイベントなどの開催について、消防機関などがあらかじめ、開催計画や救護計画の策定、報告を指導している場合があります。具体的な指導内容には、救護所の設置、救護資器材の配置、通報体制の確保、緊急車両の進入路や部署位置の確保、事前訓練などがあります。これらは、8「消防機関などとの調整と傷病者の搬送計画」で詳しく述べます。

4 救護・医療スタッフの配置と保障

　救護・医療スタッフとは、大会の救護・医療体制を確保するために、救護所、コース沿道、救護・医療統括本部などに配置される者をいいます。通常、救護・医療の担当者として名簿に登録されている人が該当します。

　ここでは、スタッフ数の基準やスタッフとしての心構え、活動、補償などについて述べます。

4-1　救護・医療スタッフの構成

　ワールドアスレティックスでの基準[27]を、わが国の医療資格の状況などに当てはめてみると、ランナー 1,000 人当たりに必要な救護・医療スタッフの職種とその数の目安は、**図表 10** のとおりです。

図表 10　必要な救護・医療スタッフの職種とその数の目安

職　　　種	ランナー 1,000 人当たり
医　師	2〜3 人
看護師 / 救急救命士	4〜6 人
理学療法士 / スポーツトレーナー	4〜6 人
非医療従事者（患者搬送、用具係など）	〜6 人

　各大会で、実際に配置する救護・医療スタッフの職種や人数の構成は、健康リスク（3-4-2「リスクに影響を与える因子」を参照）や地域の医療体制（3-5「地域の医療体制の確認」を参照）を考慮し調整する必要があります。大規模なマラソン・ロードレース大会では、1,000 人を超える救護・医療スタッフの参加が必要な場合があります。救護所などで必要なスタッフは、5-2「救護所の設置」などを参考に

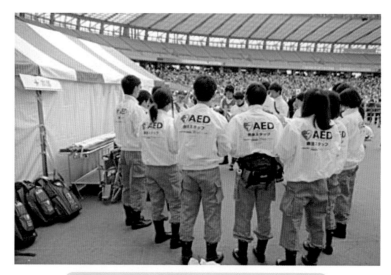

写真1　救護・医療スタッフのユニフォーム

します。

　ひと目で救護・医療スタッフとわかる認識票や統一されたユニフォーム、腕章、ビブスなどの着用は、同僚や参加者からの認知度を高めるとともに、救護・医療スタッフとしての意識付けになります（**写真1**）。

4-2　救護・医療スタッフの任命と役割

　主催者は大会当日の救護・医療スタッフを、正式の委任状をもって任命します。救護・医療スタッフの業務、責任、謝金、保険などの範囲を明記した契約書を作成しましょう。

　救護・医療スタッフは、大会の救護・医療体制の確保が主な役割ですが、参加者がレースを楽しめるように「おもてなし」を行う大会スタッフの一員である必要があります。救護・医療スタッフの言動が、参加者、観客の満足度、大会の評価を大きく左右します。テレビ中継が行われる大会では、視聴者からスタッフの振る舞いについて抗議や苦情が寄せられることがあります。待機時や応対時の姿勢や態度が原因になることもあります。

　責任者は、救護・医療スタッフに、接遇やマナー、守るべきルールについて説明し理解を求めます。

4-3　守秘義務と個人情報の保護

　救護・医療活動で知り得た大会参加者や傷病者の個人情報は、保護される必要があります。近年は、インターネットやSNS（ソーシャル・ネットワーキング・サービス）などを通じた写真や動画による個人情報の投稿が大きな問題になっています。休憩時間に撮影した写真の周囲にたまたま写っていた映像が問題となる場合もあります。

図表11　個人情報に関する誓約書

個人情報に関する誓約書

○○マラソン・ロードレース大会運営責任者　様

　私は、登録時に受けた説明事項および下記項目について、その内容をよく理解し、遵守することを誓約します。

1　個人情報保護に関する法令並びに大会運営委員会の指示等に従い、情報の取扱方法を厳守し、個人情報〔生存する個人に関する情報であり、当該情報に含まれる氏名、生年月日その他の記述等により特定の個人を識別することができることとなるもの（他の情報と容易に照合することができ、それにより特定の個人を識別することができるものを含む情報）以下、「個人情報等」という〕の保護を徹底して行います。

2　個人情報等について、不正に使用し、または第三者に漏洩いたしません。また、第三者に個人情報等が漏洩するおそれのあるすべての行為を行いません。

3　上記各項の誓約に違反し、個人情報等が第三者に漏洩した結果、大会運営委員会が被った被害について、賠償等のすべての責任を負います。

4　個人情報等の盗難、紛失、漏洩等の事故が生じ、または生じるおそれがあることを知った場合は、速やかに報告します。

年　　月　　日

＜氏名＞　自　　署　㊞

スタッフ個人としての情報発信の可否や範囲なども含めて、具体的なルールの策定と周知が必要です。救護・医療スタッフから個人情報に関する誓約書（**図表11**）の提出を求めるのもよいでしょう。

4-4　スタッフへの配慮と補償

4-4-1　スタッフへの配慮

スタッフに気持ちよく積極的に活動してもらうためには、スタッフへの配慮も必要です。事前に大会当日の天候や服装などについて伝えることで、スタッフが快適に活動でき、スタッフ自身の体調管理を行うことができます。また、休憩できるスペースを確保し、適切に休憩時間を設けます。活動と休憩を明確に分けることで活動の質が向上することが期待できます。

救護・医療スタッフは、ボランティアで参加している場合も多いのが実態です。こうしたスタッフへの報酬として重要なものは達成感であり、大会に主体的に関わっているとの自覚を持ってもらうことが必要です。互いを尊重し、「お疲れ様」「ありがとう」などの声掛けも達成感を充実させる要素です。

さらに、業務量の調整も重要です。過度な業務量はもちろん、少な過ぎる業務量も適切ではありません。業務量が少ないことは、多過ぎる業務量よりも救護・医療スタッフの不満につながる場合があります。救護・医療活動をマネジメントする者は、業務分担も考慮する必要があります。

4-4-2　補　　償

大会主催者は、スタッフが傷害を負う、または疾病を発症する場合や救護・医療スタッフがランナーや傷病者に対して法律上の賠償責任を負った場合に備えて、保険に加入する必要があります（マラソン保険や賠償責任保険）。行政が主催する大会では保険には加入せず生じた費用は公費で負担する選択肢もあります。

救護・医療スタッフに対する賠償責任保険では、有償ボランティアの場合や医療行為を補償の対象外としている場合もあるため、補償の範囲や対象を確認する必要があります。救護・医療スタッフの募集に際しては、保険の内容を募集広告に明記するのがよいでしょう。スタッフへの説明の際にも、保険の加入状況について説明します。日本陸上競技連盟のRunLinkでは、マラソンに適した保険を準備しているので、活用するのがよいでしょう。

4-5 周知と訓練

4-5-1 救護・医療スタッフ

1 救護・医療マニュアルの作成と周知

救護・医療マニュアルを作成し、事前の説明会やマニュアルを説明する動画配信などにより、周知徹底に努めます。発生しやすい疾患や、その対応方法などを周知します。これらの講習は、今後、e−ラーニング、ウェブ会議システムの使用などでも可能となるでしょう。

2 講習会と訓練

救護マニュアルなどの紙面上での周知のみでは、実事案への対応に不安が残ります。そのため、事前の訓練として救急事案を想定したシミュレーションを行い、対応の流れを確認します（**写真2**）。

大会前日や当日の朝のスタート前など、救護所などの立ち上げ後の訓練が効果的です。大会の回数を重ね、救護・医療スタッフの習熟度が上がってくれば、外国人ランナーへの対応や、テロを想定した多数傷病者発生対応などの訓練に取り組んでもよいでしょう。

3 一次救命処置の講習

マラソン・ロードレース大会では、およそ5万人に1件の心停止が発生すると報告されています（3-4-3「マラソン・ロードレース大会で生じる健康障害」を参照）。医療従事者であっても、職種によっては一次救命処置（AED使用を含む）が不慣れな場合もあります。すべての救護・医療スタッフが一次救命処置を円滑に行える講習の機会を設けるか、講習を推奨します。講習の形態は、消防機関が行っている普通救命講習[28]など、受講者の達成度が担保され、修了証が発行されるものが望まれます。過去に受講してから3年を経過している人は再受講が必要です。

4 救護・医療スタッフ以外のスタッフ、ボランティア

大会関係者やボランティアは、最も早い段階で傷病者に接触する可能性が高く、救護・医療スタッフが到着するまでは応急手当の実施が求められます。そのため、ボランティアに対しても広く一次救命処置（AED使用を含む）の受講を推奨します。大会に関係するすべてのスタッフの受講が理想です。講習の実施については、

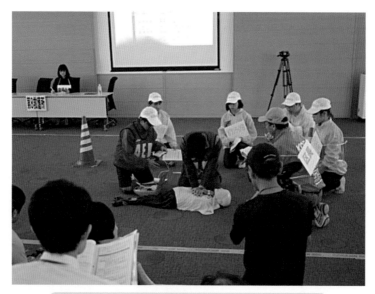

写真2　事前に行う訓練の様子（神戸マラソン）

最寄りの消防機関への相談が有用です。

4-6　指揮命令と連絡

マラソン・ロードレースでは、多くの救護・医療スタッフが活動します。1分1秒を争う心停止への対応などを考慮すると、明瞭な指揮命令系統と連絡体制の確立が重要です。

4-6-1　連絡体制の確保

大会本部と関係機関、救護・医療統括本部などとスタッフ間における連絡体制を確立しておきます。連絡の手段（電話、無線など）を明らかにし、関係機関や救護・医療統括本部、各スタッフの連絡先一覧（コンタクトリスト）を作成します。連絡が重なることが予想される連絡先については、複数台の受信器を用意するなどの準備が必要です（**写真3**）。

さらに、通常時と緊急の連絡時（傷病者発生時など）の連絡について、それぞれの連絡先と伝えるべき内容（優先順位）を明らかにしておきます（**図表12**）。

大会開催前には、すべての連絡手段が機能することを確認します。救護・医療スタッフの多くは、無線やトランシーバーなどの通信機器を使用する機会が少ないため、機器の使用方法も含めて十分な訓練をしておきます。

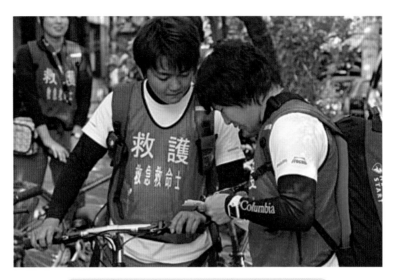

写真3　コンタクトリストや通信機器の準備

図表12　連絡の際の定型句の例

●活動開始時
「○○区間担当の移動救護隊の○○です。○○で配置につきました。無線の感度いかがでしょうか」

●緊急の連絡
「至急、至急、○○区間担当、救護・医療スタッフの○○です。28km地点で傷病者発生。ナンバーカード番号○○○○の女性、卒倒し、ただいまCPA」

●緊急時に伝える内容
　＜発信者情報＞　　　　　役割・氏名など
　＜要件概要＞　　　　　　依頼内容（救護車両要請・助言要請など）
　＜発生場所＞　　　　　　km地点
　＜傷病者情報＞　　　　　ナンバーカードの番号
　傷病者の年齢（推定可）
　傷病者の性別
　傷病者の症状・状態
　＜その他＞　　　　　　　安全に関する情報など

ナンバーカードの裏側に、ランナー本人以外の緊急時連絡先の名前と電話番号、薬剤アレルギー情報、既往歴情報などを記入できるようにしておくとよい。

4-6-2 通信方法

　救護・医療スタッフの通信手段としては、携帯電話・特定小電力トランシーバー・IP無線機があります。これら3種類の通信機器を大会規模やコースの場所・地形、使用するスタッフ数などを考慮し、組み合わせて準備します。

　携帯電話は、秘匿性が高いため個人情報の保護という面では安心して使用できますが、混雑した場所で多くの人が一斉に使用した場合には接続障害が生じます。また、1対1でのやり取りのため情報共有が行いにくく、迅速に多くのスタッフに連絡を行う手段としては不向きな部分があります。そのため、携帯電話のみに頼るのは避けるようにします。

　特定小電力トランシーバーは、資格や免許の必要がなく、チャンネルを合わせることによりトランシーバー保持者全員が通話内容をモニターできるため、情報共有に優れています。ただし、遠距離の通信には不向きです。IP無線機は、チャンネルが複数あるため混信する可能性が低く、情報共有・遠距離通信にも優れ、秘匿性もある程度保たれます。

　さらに、本部に消防指揮所が設置（併設）されている場合には、消防業務無線を使用して消防機関などとのやり取りが可能です。

4-6-3 傷病者の発生と連絡

　救護・医療スタッフ以外のスタッフ、ボランティアの役割は、救護が必要な人を発見後、迅速に救護・医療スタッフや救護・医療統括本部に連絡することです。スタッフ、ボランティアに、連絡方法が十分に周知されていない場合には119番通報をすることになるでしょう。緊急度や重症度が低いにもかかわらず、容易に救急車を呼ぶことは、地域の救急搬送、医療体制への負担となります。

　そのために事前に傷病者発生時の連絡手順を確実に周知しておきます。さらに、スタッフ証やネームタグなど必ず身に付けるものに連絡先を記入する（**図表13**）などして、確実な体制を確保します。

図表 13　傷病者発生時の緊急連絡先を伝える文章の例

緊急時の連絡

競技中、ランナーや関係者に救護・医療が必要な場合は
下記にご連絡ください。

救護・医療本部

123-456-7890

倒れている場合は、直ちに
① 近くのスタッフに伝えるか、上記に連絡
② 呼びかけに反応しなければ、胸骨圧迫を開始
③ AED を持ってくること、救急車を要請すること、を周囲に依頼

5

救護・医療の拠点と移動救護体制

　救護・医療体制の構築にあたり、スタッフの配置とともに重要なのが、コース周辺への救護所の設置です。傷病者のもとに駆けつける移動救護体制の準備もまた重要です。そのほか、医療資格を持つランナーに応急手当の協力を求める救護ランナーについても考慮する必要があります。そして、これらを統括する部署としての救護・医療統括本部の設置は必要不可欠です。

　ここでは、救護・医療統括本部や救護所の設置、移動救護体制などについて述べます。

5-1　救護・医療統括本部（統合指揮センター）の設置

　大会中の救護・医療を統括する部署が、救護・医療統括本部です。医療統合指揮センターなどとも呼ばれます。

　レース情報を確認しながら、救護所や沿道に配置された救護・医療スタッフを指揮、調整し、競技運営本部、消防機関や警備部門など他の部門との情報交換や調整を行います。救護・医療に関わる情報はすべてここに集約します。

　なお、救護・医療体制の責任者は、ここでの活動を原則とします。

5-1-1　主な役割

　救護・医療統括本部の主な役割は次のとおりです。
- 各救護所、救護・医療スタッフなどの活動状況の把握と管理
- レース情報の収集と情報提供
- 大会本部、消防、警察などとの情報交換、調整
- 救急車出動の把握と搬送医療機関の確認
- 気象条件のモニタリングと情報提供
- 救護・医療の提供を受けた人数や概要の把握

- 心停止例の情報管理
- 救護や診療記録の集約、取りまとめ

5-1-2　設置箇所

救護・医療統括本部は、大会運営本部の中か、隣接する場所に設置します。救護・医療統括本部の広さは、大会の規模やスタッフ数によって異なります。

5-1-3　本部スタッフ

救護・医療体制の責任者や看護師、救急救命士などの職種ごとの代表者、消防職員、無線要員や記録係の配置が一般的です。また、本部事務局員として、主催者側スタッフがいると主催者との連絡、競技運営本部との連絡などが円滑になります。

1　消防職員

傷病者の救急搬送などにおいては、消防機関との連携が重要であり、消防職員の常駐が望ましい体制です。

2　無線要員

本部スタッフとして欠かすことができない業務の1つとして、無線やトランシーバーでの交信があります。そのため、無線要員としてアマチュア無線、消防無線、デジタル無線の活用に精通した人を配置します。地域のアマチュア無線の愛好会やボランティアを募集してもよいでしょう。

3　記録係

記録係は、救急通報や救護所などの活動に関する情報を含めて記録し、ホワイトボードなどに記載するのが役割です。救護・医療統括本部内の情報共有、意思疎通には大切な役割です。それらは、デジタル情報として、時系列（chronology の作成）に入力し、共有します。その情報を大画面モニターを用い、情報共有することも可能です。

5-1-4　救護・医療統括本部に必要な資器材の例

救護・医療統括本部には、各救護所や移動救護隊などと緊密に連絡をとり、傷病者情報の収集と消防機関などの関係機関との連絡調整を行うための資器材（**写真4**・**図表14**）が必要です。

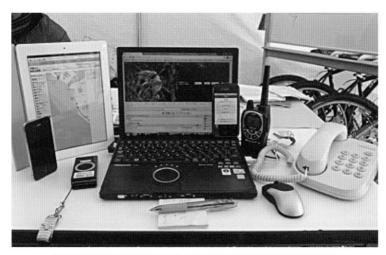

写真4 救護・医療統括本部に設置された通信機器

図表14 救護・医療統括本部に必要な資器材の例

分類品名	資器材名
備えるべきもの	
設営資器材	テント・パーテーション（既存施設の代用可）、机、椅子、ホワイトボード（記載・掲示用品を含む）
事務用品	パソコンなどのデジタル機器、記録用紙、文具一式、クリップボード、情報用モニター
通信資器材	通信機器（IP無線、固定電話、携帯電話、トランシーバーなど）、充電機器
関係書類	スタッフ名簿、救護・医療計画書、救護・医療マニュアル、組織図、連絡表、消防機関、警察機関、医療機関とのコンタクトリスト、マラソンコースマップ、医療機関の位置図など
必要に応じて用意する物	
設営資器材	電源、電源ケーブル（ドラムコード、OAタップなど）、照明、懐中電灯（予備乾電池含む）
通信資器材	プリンター、テレビ、ファックス
救急用資器材*	AED（予備バッテリー、充電器含む）、呼吸管理資器材
その他の資器材*	クーラーボックス、水、氷、紙コップ、扇風機・うちわ、荷造り紐（ポリプロピレン製）、養生テープ、ゴミ袋、ストーブ、湯沸かし器

＊：救護所として兼ねる場合は図表18に示す資器材を揃えます。

5-2 救護所の設置

　救護所とは、ランナーなどに対して救護・医療を提供することを目的に、救護・医療スタッフが常駐し、救護や医療に必要な資器材とベッドを有し、周囲から区切られた場所をいいます。

　救護所で対処する傷病者の大半は軽症者ですが、心停止、運動関連性低ナトリウム血症、熱中症、低体温症などの死に至る傷病も含めて広範な対応を求められます。そのことを念頭に設置場所などを考えます。

　救護所はコースやフィニッシュエリアにおける医療活動の拠点ですが、継続的に医療活動を行うものではありません。一般的に診療所登録は行われず、その場合、救護所で採血や点滴などの処置は行いません。

5-2-1　設置箇所

　マラソンであれば、救護所は**図表 15** の基準を目安に設置します。フィニッシュエリアや更衣場所は心停止の発生率が高く、また、20〜30 km の区間にも傷病者発生のピークがあることが知られています[29]。

　設置場所は、傷病者を医療機関へ搬送する場合を想定し、救急車が接近しやすいところを選択します。また、コースから救護所までの距離が短く、コースから救護所への傷病者の移動や、救護所から救急車への傷病者の移動動線が他のランナーや観客の移動動線と交差しない配慮も必要です。

図表 15　救護所設置の目安

	コース範囲	設置数の目安
①	スタートエリア	1 カ所以上
②	スタート地点 〜 20km 地点まで	2 カ所以上
③	20km 地点 〜 フィニッシュ地点まで	4 カ所以上
④	フィニッシュエリア	1 カ所以上*

* ：フィニッシュ地点周辺の混雑が予想される場合やフィニッシュエリアと更衣室に距離がある場合には救護所を追加する
- マラソン以外の場合は、スタート地点、フィニッシュ地点に設置し、その間は、間隔が 10km を超えない範囲ごとに設置する
- スタート地点とフィニッシュ地点が近接している場合や往路と復路が重複している区間では、救護所の共有が可能

5-2-2　スタッフの配置

　救護所には、医師、看護師、救急救命士、スポーツトレーナーなどの救護・医療スタッフと管理スタッフを配置します。特に、フィニッシュ地点の救護所（**写真5**）には重点的に配置します。

　すべての救護所に、看護師もしくは救急救命士を配置します。医師も配置するのが理想ですが、大会や地域の実情によってそれが難しければ、救護・医療統括本部に待機する医師が、救護所の看護師や救急救命士に適宜必要な指示、指導・助言ができる体制をとります。医師数が十分でない場合には、20～30kmの救護所とフィニッシュ地点の救護所に優先的に医師を配置するのがよいと考えられます。スポーツトレーナーを配置する際には、コース中盤以降に多く配置すると効果的です。

　管理スタッフは、受診者の受付、記録簿の管理、無線の管理、不審者・不審物の対応などを行います。管理スタッフの数は、救護所スタッフ数の2割が目途となります。

　国際的な大会の場合など外国人の参加者が多い場合には、スタートとフィニッシュ地点に重点的に救護所に医療通訳を配置するとよいでしょう。

　スタッフの人員配置については、大会を3回程度経験することにより、定まっていきます。

図表16　救護所の案内用図記号（ピクトグラム）

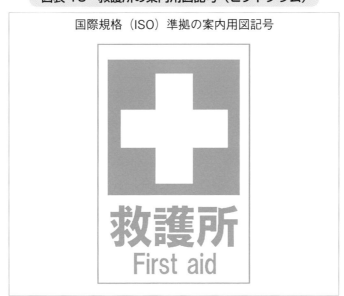

国際規格（ISO）準拠の案内用図記号

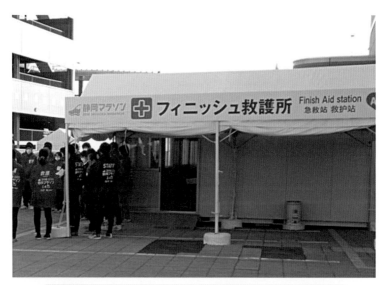

写真5　フィニッシュエリアに設置されている救護所

5-2-3　案内板の設置

　混雑した状況でも、視覚的に救護所が認識できるように案内板を大きく掲げます。外国からの参加者のことを考えれば、国際規格（ISO：国際標準化機構）に従った救護所案内用図記号（ピクトグラム・**図表16**）での案内板を用意します（**写真6**）。あわせてどのような救護・医療スタッフが配置されているかを示します。

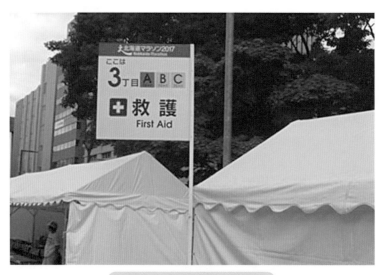

写真6　救護所案内板の例

5-2-4　広さと機能

　救護所の広さは、設置場所や医療スタッフの数、想定される傷病者数、予算など
を考慮し、テントや屋内施設の一部を利用して設置します。傷病者のプライバシー
を確保するとともに、衛生面や室温、換気などの環境面に配慮します。隣接した
ところにスタッフが休憩するための場所の確保も忘れないようにします（**写真7**）。

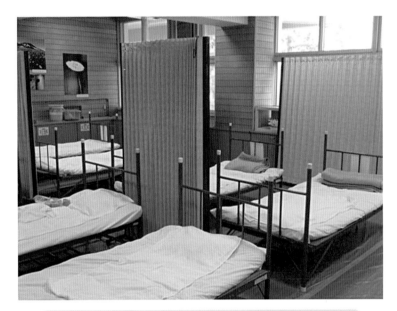

写真7　パーテーションで区切られた救護所内のベッド

5-3　移動救護体制の確保

　移動救護体制とは、心停止などの重篤な傷病が発生した際に現場に直ちに駆け
つけ、救命処置などを実施する体制をいいます。コースやその周辺で生じた心停止
事案に対して、発見後に直ちに心肺蘇生を開始し、3分以内、遅くとも5分以内に
AEDによる電気ショックを可能（5-6-1「AED使用までの目標時間」を参照）
とするには必要不可欠な体制であり、その効果が多数報告[30]されています。

　一次救命処置などを迅速に効率良く行うには、複数人で活動する必要があります。
これらの移動救護体制を担う救護・医療スタッフは、移動救護チーム、移動救護隊、
移動救護サポーター、救護バイク隊などの名称で呼ばれています。ここでは、移動
救護隊と呼びます。

移動救護体制は、救護・医療スタッフによって担われるものであり、ランナーとして参加する医療資格保持者に、傷病者発生時に救護への支援を求める救護ランナー体制（5-4「救護ランナー体制の確保」を参照）とは区分します。

5-3-1　移動救護隊の役割

ランナーなどの異変を発見または連絡を受けた場合に、迅速に駆けつけ、一次救命処置など必要な救護・医療を行うことが主な役割です。

原則として、緊急度・重症度の高い傷病者が対象であり、緊急度・重症度の低い者は対象としません。その理由は、後者への過度な対応が、緊急度・重症度の高い傷病者への対応遅延を防ぐためです。

5-3-2　移動救護隊に求められる役割と要件

一次救命処置の実施を主な役割とするため、常日頃から心停止の対応を行うことが多い医療資格保持者か救急隊員であることが理想（**図表17**）です。医療資格保持者であっても日常の業務で心停止の対応を行うことがあまりない場合は、一次救命処置の講習受講を求めます。医療資格保持者で編成することが難しい場合でも、厚生労働省の定める「一定の頻度で対応することが想定される者のための自動体外式除細動器（AED）講習」[31]以上の講習を修了した者で編成する必要があります。

災害発生時にも活躍を求められるため、DMAT（災害派遣医療チーム）などの教育を受けたスタッフであることが理想です（コラム8）。

図表17　移動救護隊の要件と役割

職　種	資格者：救急救命士、救急隊員、看護師、医師 非資格者：一定頻度者としての一次救命処置講習を修了した者（医療系学生など）
業　務	●ランナーなどの異変に気がつき、または連絡を受け、傷病者のもとに迅速に駆けつけ、一次救命処置など必要な救護・医療を行う ●駆け足や自転車、オートバイなどで移動する

コラム8

DMATとは

「災害急性期に活動できる機動性を持ったトレーニングを受けた医療チーム」と定義されており、災害派遣医療チーム「Disaster Medical Assistance Team」の頭文字をとって略してDMAT（ディーマット）と呼ばれています。

医師、看護師、業務調整員（医師・看護師以外の医療職および事務職員）で構成され、大規模災害や多傷病者が発生した事故などの現場に、急性期（おおむね48時間以内）に活動できる機動性を持った、専門的な訓練を受けた医療チームです。

5-3-3　配置と移動方法

スタート地点からフィニッシュ地点とその周辺のいかなる場所で発生した傷病者に対しても、3分以内、遅くとも5分以内にはAEDによる電気ショックが可能な体制をできるだけ確保できるようにします。

移動救護隊の移動は、駆け足、自転車、オートバイなどが主となります（**写真8**）。湖の周りを走るレースでは船などを活用（**写真9**）する大会もあります[32]。一般ランナーに混じって、一定ペースで走行し、体調の悪いランナーの急変に備える場合（**写真10**）もあります。

駆け足で移動する場合には、その配置間隔は短くする必要があり、自転車やオートバイで移動する場合には、長くすることが可能です。駆け足で移動する場合には0.5〜1km間隔、自転車で移動する場合は1〜1.5km間隔を基準にし、特にコース後半には重点的に配置します。救護・医療統括本部は、移動救護隊の現在地をリアルタイムで把握する手段があるとよいでしょう。

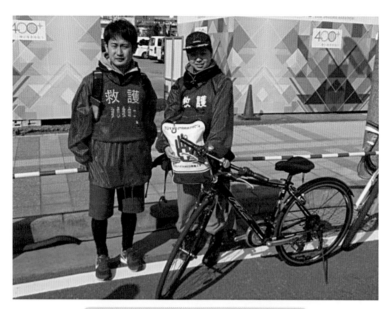

写真8　自転車を活用する移動救護隊

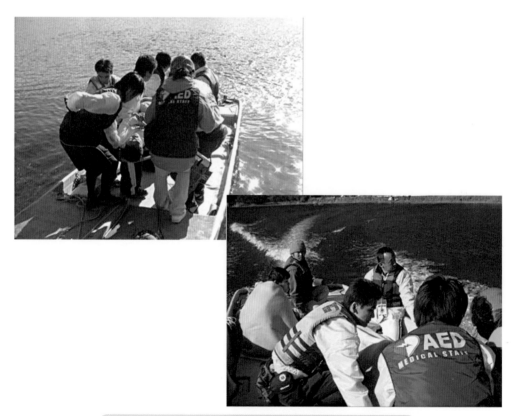

写真9　傷病者搬送に船を活用する（河口湖マラソン）

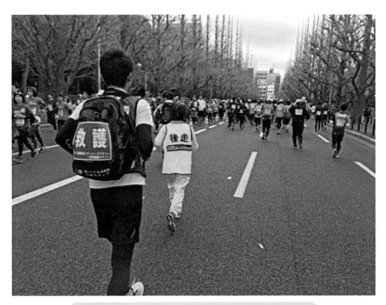

写真 10　一般ランナーと走る移動救護隊

5-4　救護ランナー体制の確保

　救護ランナー体制とは、ランナーとして大会に参加する者のうち、医師・看護師・救急救命士などの医療資格保持者、または救急隊員などの職歴を持つ者に対して、傷病者発生時の救護支援を求める体制をいいます。救護への支援を行う用意のある医療資格保持者、または救急隊員などの職歴を持つランナーが、「救護ランナー」です。「メディカルランナー」などと呼ばれることもあります。

　救護ランナーは、あくまで競技への参加を主目的とするランナーとして位置付けられます。定点配置されたり、移動（時にランナーに交じって走行する場合もある）したりしながら、救護・医療活動を主な役割とする移動救護隊とは区分します。

5-4-1　救護ランナーの役割

　レースに参加しながら、周囲のランナーを観察することで、体調の悪いランナーを早期に発見し、重篤な傷病者が発生した場合の救護が主な役割になります。

5-4-2　救護ランナーの募集

　救護ランナーは、ホームページやメールなどで募集し、事前に登録を行います。登録時には、医療資格や職歴を証明できる免許証などを確認します。レース中の

救護活動の取り扱いのルール（たとえば、救護を行った時間もレース記録計測は継続される、関門通過の制限時間などに救済処置はないなど）を説明し、理解を得ておきます。レース当日は、一般ランナーと区分できるように、ステッカーの貼付やビブスを着用してもらうとよいでしょう。

　救護ランナーを確保するために、レースへの優先参加や参加費の減額、記念品・感謝状の贈呈などの特典を用意するのもよいでしょう。

5-4-3　留 意 点

　救護ランナー体制は、救護・医療スタッフによる体制をしっかり整えた上での補助的な体制として位置付けられるものです。救護ランナーは、あくまでも大会にランナーとして参加する者であり、それのみに依存することは適切ではありません。

5-5　資器材の確保と処理

　適切な救護・医療の提供には、適切な資器材の用意と管理が欠かせません。そのため、資器材を用意、管理する担当者を定めます。医療資器材には使用期限が定められているものが多く、担当者は、配置時と使用時の使用期限などの確認をスタッフに徹底させます。また、医療資器材は、廃棄にも留意が必要であり、資器材の廃棄についてもルールを周知する必要があります。次回開催時の資器材の用意のためにも使用記録を残すようにします。

5-5-1　救護所に必要な資器材

　図表18に救護所に備えることが推奨される資器材を示します。救護所に必要な資器材の配置にあたっては、傷病者発生時に直ちに使用できる状態に保つ必要があり、整理、整頓、清潔に心がけます。

5-5-2　移動救護隊の装備

　図表19に移動救護隊が装備する資器材の例を示します。

5-5-3　医療廃棄物の処理

　マラソン・ロードレース大会に伴って発生する廃棄物は、廃棄物処理法に基づいて実施主体が処分することとなっています。発生した廃棄物は、プラスチック類などは産業廃棄物、紙くずなどは一般廃棄物になりますので、それぞれ分別し許可を受けた処理業者に処理を委託することが原則です。救護所で発生した血液が付着し

図表 18　救護所に備えることが推奨される資器材

分類品名	資器材名
備えるべきもの	
観察用資器材	血圧計、血中酸素飽和度測定器、体温計、検眼ライト、聴診器
呼吸用資器材*	気道確保用資器材〔BVM（バッグバルブマスク）、BVM用フェイスマスク、経鼻・経口エアウェイ、気管挿管一式〕、吸引器一式、マギール鉗子、喉頭鏡一式、酸素投与器具一式（酸素ボンベ、圧力調整器、酸素ライン、各種酸素マスク）
循環管理用資器材	AED
創傷保護用資器材	止血帯（CATなど）、三角巾、ガーゼ、傷絆創膏、サージカルテープ、固定用伸縮テープ、弾性包帯、非伸縮包帯
固定用資器材	頸椎固定具、副木（大、中、小、手指用）
搬送用資器材	スクープストレッチャー、担架（布製）、車椅子
保温用資器材	タオル（特大）、毛布
感染防止用資器材	ガウン、マスク、手袋
消毒用資器材	消毒用エタノール（ポンプ式）
輸液用等資器材*	点滴用一式、注射器、注射針、留置針、駆血帯、保護用テープ
医薬品等資器材*	狭心症治療薬、気管支拡張薬、消毒薬、消毒薬付き綿棒、消炎鎮痛薬、抗炎症薬、創傷被覆材、細胞外液（500mL）、生理食塩水（20、500mL）、ブドウ糖液（20mL）、消炎鎮痛解熱薬、胃腸薬、健胃消化薬、抗菌薬軟膏、鎮痒薬軟膏、ワセリン
その他の資器材	外傷用はさみ、爪切り、毛抜き・とげ抜き、膿盆（受水盆）、嘔吐用バケツ、タオル、生理用品、使い捨てカイロ、冷却用パック、経口補水液、塩飴、ブドウ糖飴、資器材収納用バッグ、ディスポシーツ、吸水シート、医療廃棄物処理用容器、霧吹き（容器）、水、氷、傷病者記録表、クリップボード、ホワイトボード（記載・掲示用品を含む）、ビブス（役割表示）、救護所表示看板、通信用機器一式（予備バッテリーなどを含む）
必要に応じて用意する物	
救護所運営用資器材	簡易ベッド・枕、テーブル、椅子、パーテーション、電源、電源延長コード、懐中電灯（予備用乾電池を含む）、ポリ容器（ノズルコック付き）、クーラーボックス、箱ティッシュ、ウエットティッシュ、うちわ、蚊取り線香、綿棒、荷造り紐（ポリプロピレン製）、養生テープ、ハンガー、レインコート、ストーブ、湯沸かし器
医療用資器材	全身冷水浸漬法（CWI）の浴槽、ディスポ鉗子、ディスポ舌圧子
医薬品等資器材（市販薬）	消炎鎮痛解熱薬（成人、小児）、胃腸薬、整腸薬、胃腸鎮痛鎮痙薬、目薬、殺菌消毒薬、湿布薬、洗眼薬、冷却スプレー、酸素缶

*：診療所登録がなければ使用できない。

図表 19　移動救護隊の装備

分類品名	資器材名
備えるべきもの	
観察用資器材	血圧計、血中酸素飽和度測定器、体温計、検眼ライト、聴診器
呼吸用資器材	BVM、BVM 用フェイスマスク（大中小各1）、ポケットマスク（各自1）
循環管理用資器材	AED
創傷保護用資器材	止血帯（CAT など）
固定用資器材	三角巾、ガーゼ、サージカルテープ
搬送用資器材	簡易保温シート（アルミ製）、布製担架
保温用資器材	タオル（特大）
感染防止用資器材	ガウン、マスク、手袋
その他の資器材	外傷用はさみ、資器材用リュック、プライバシー保護シート、乾電池、ポケットティッシュ、ウエットティッシュ、ゴミ袋、紙コップ、綿棒、文具一式、ビニールレインコート、冷却パック、水、傷病者記録表、クリップボード、ビブス（役割表示用）、通信用機器一式（予備バッテリーなどを含む）、移動用車両など
必要に応じて用意する物	
その他の資器材	傷絆創膏、消毒用エタノール液（ポンプ）、ディスポシーツ、使い捨てカイロ、冷却スプレー、経口補水液、塩飴、ブドウ糖飴、弾性包帯、ワセリン

た脱脂綿や嘔吐物などの廃棄物は、診療所の設置手続きを行っていない場合、感染性廃棄物に該当しないことになっています。しかし、これらの廃棄物については、専用の容器に保管し、感染性廃棄物に準じて処理することが望まれます。一方で、救護所を医療法に基づいた診療所として設置手続きを行った場合（医療法上は「診療所」）、廃棄物の ① 形状の観点、② 排出場所の観点、③ 感染症の種類の観点から判断されることとなります。いずれにしろ、注射針や点滴セットは感染性廃棄物として適切に廃棄します。

5-6　AED（自動体外式除細動器）

　大会中に、最も危機的で迅速に対応しなければならない状態の1つが突然の心停止です（3-4-3「**1**心停止」を参照）。その発生頻度は、東京マラソンの記録から

すると、およそランナー4.1万人に1人の割合です[22]。多くのケースで、致死性不整脈である心室細動（VF）が出現します。心室細動では心臓から血液を正常に送り出せなくなっています。この状態の心臓を正常な動きに戻すために有効なのが適切な心肺蘇生とAEDを用いた電気ショックです（コラム9）。

コラム9

救命の連鎖

　突然倒れた人を救命し、社会復帰させるために必要な一連の行いを「救命の連鎖」といいます。

　救命の連鎖の1つ目は心停止の予防、2つ目は心停止の早期認識と通報、3つ目が一次救命処置（心肺蘇生の実施とAEDの使用）、そして、4つ目が救急隊や医師による二次救命処置と心拍再開後の集中治療です。この4つの鎖が1つとして欠けることなく迅速につながることにより、大切な命を救う可能性が高まるのです。AEDは欠かすことができないものですが、AEDだけあればよいというものではありません。

　救命の連鎖をマラソン・ロードレースに当てはめると、ランナー自身による健康管理や、大会主催者による給水所の設置などが1つ目の「心停止の予防」に当たります。傷病者の発生監視塔の設置や救護ランナー体制などが、2つ目の「心停止の早期認識と通報」に該当します。3つ目に該当するのが、AEDの設置や移動救護スタッフなどです。そして、4つ目に該当するのが、医師、看護師、救急救命士などの救護所への配置や、消防機関による医療機関への迅速な搬送体制などになります。

　マラソン・ロードレースの救護・医療体制では、この4つの鎖について、もれなく準備する必要があります。

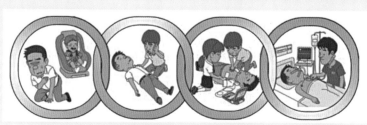

心停止の予防　　　早期認識と通報　　　一次救命処置　　　二次救命処置と
　　　　　　　　　　　　　　　　　　（心肺蘇生とAED）　心拍再開後の集中治療

救命の連鎖（文献33より引用）

5-6-1　AED 使用までの目標時間

　AED による電気ショックは、心停止後できるだけ早期に行う必要があります。日本 AED 財団などによる提言「スポーツ現場における心臓突然死をゼロに」などでは、マラソン大会では、心停止になってから3分以内、遅くとも5分以内には電気ショックが可能な体制が求められています[34]。

　3分以内に電気ショックを行うためには、① 心停止後30秒以内に、傷病者の心停止を認識し、直ちに AED と救護・医療スタッフ（移動救護隊など）を要請し、② 心停止から2分以内には、AED と救護・医療スタッフが傷病者のもとに到着し、③ 30秒以内に AED による電気ショックを行う活動を目標にします。

5-6-2　必要な AED の配置

　目標を達成するためは、おおむね300m ごとに AED を配置することが必要です。この間で傷病者が発生した場合、150m 以内の距離に AED があることになります。150m/ 分の速度で走れば、往復2分以内に AED を傷病者のもとに届けることが可能です。

　300m ごとに AED を配置する余裕がない場合には、コース前半に配置した AED を、全ランナー通過後にコース後半に移動させることやコースを折り返しにするなどの工夫で、必要な AED 数を減らすことが可能です。移動救護隊が自転車やオートバイなどを使用すれば、さらに少ない台数で対応が可能です。AED の搬送を主な任務とする AED 搬送隊を用意してもよいでしょう。コースが都市部などの場合、沿道の駅やビルに設置してある AED を活用することも選択肢となります。それでも AED の確保が十分にできない時は、コースの後半、特にフィニッシュ地点周辺に重点的に AED を配置します。

　いずれにしても、コースやフィニッシュ周辺（フィニッシュ後から更衣室までのルートなど）までのどこで心停止が発生しても、AED とそれを適切に使える救護・医療スタッフが2分以内に駆けつける体制が必要です。事前に AED の配置場所と移動救護隊などの配置を地図上にプロットして空白地点がないように努めます。

5-6-3　AED の管理

　AED は、心停止の傷病者を救命するために最も重要な機器の1つです。心停止発生の際にすぐに使用できるように、機器本体のみならずパッドやバッテリーも含めて確実に管理します。これらが責任をもってなされるように AED 管理者を決めておきます。また、AED の設置場所のわかりやすい表示も忘れないようにします。

5-6-4　AEDに残されたデータの使用

　AEDには、電源を入れてから切るまでに行ったイベント（パッド貼付、機器による心電図解析、電気ショックの時間など）や心電図波形などのデータが機器内部に保存されます。これらのデータは医療機関での診療に有益な情報となることから、機器内部からデータを抽出し、傷病者を搬送した医療機関へ情報提供することが必要です。また、傷病者への救護・医療活動の検証にも役立ちます。それらが円滑になされるように、大会参加者にはAEDデータの医療機関への提供と事後検証での活用について事前に周知しておきます。また、AEDデータは主催者の管理となることを、AEDを提供する者と主催者間で事前契約などの際に明確にしておきます。

5-7　セルフケアステーションなどの設置

　セルフケアステーションとは、ランナー自身の判断で足のアイシングなどの簡単なケアを自ら行うための場所をいいます。救護所周辺に設置することで、救護所の混雑を緩和し、医療資源を温存することが期待できます。このステーションは、足の筋肉痛などが多く発生するレース後半（マラソンなら20～40kmの間）に設置するのがよいでしょう。案内板などで設置場所がランナーに伝わるように工夫し、アイシングスプレーや絆創膏などを配置します。

　スポーツトレーナーなどの健康関連従事者がストレッチングやアイシングなどを行うブースの設置も考慮します。

ランナーの管理と啓発

大会参加者に、健康管理について働きかけることで傷病者の発生を未然に防ぎ、結果として救護・医療体制に対する負荷を減らすことが可能となります。大会参加者の救護の知識が向上すれば、傷病者が発生した場合に、ランナーにも救護の力になってもらうこと、すなわちバイスタンダーとして胸骨圧迫などの初期対応も期待できます。

ここでは、健康リスクの軽減などのためにランナーに対して行う大会の準備段階で行う管理と競技中や競技後に行う管理について述べます。

6-1 ランナーの事前管理

個人情報やプライバシーの保護などが前提となりますが、健康障害が生じた時にランナーの情報などをすぐに把握できる体制にしておくことで、救護・医療を円滑に進めることができます。

また、傷病者の発生を減らすだけでなく、ランナーに救護者になってもらうことも考えます。そのためには事前の準備が必要です。

6-1-1 体調管理の啓発

傷病者の発生を減らすためには、大会参加者に、事前の体調管理や適切なトレーニングを促すことが効果的です。開催前の早い時期にランナーに対して健康管理や適切なトレーニング方法などについて伝えます。日本陸上競技連盟医事委員会では健康チェックリストを作成しています（資料1「申し込み時健康チェックリスト」を参照）。特に、競技経験の少ないランナーには自己管理を促す必要があります。健康リスクが高いと想定される人には、健康診断を強く推奨し、容認できないほどの健康リスクがある人には参加を見合わせるように働きかけることも、時に必要です（**図表20**）。また、競技中の健康管理や生じやすい傷病とその対処法に関する

図表20　大会前の健康チェックリスト
（日本陸上競技連盟医事委員会作成）

次の項目のうち、1つでも当てはまる項目があれば、レース参加の可否について、事前に医療機関によく相談してください。

- ☐ 心臓病（心筋梗塞、狭心症、心筋症、不整脈など）の診断を受けている
　　もしくは治療中である
- ☐ 突然、気を失ったこと（失神発作）がある
- ☐ 運動中に胸痛、ふらつきを感じたことがある
- ☐ 血縁者に突然死した人がいる
- ☐ 最近1年以上、健康診断を受けていない

下記の項目は心筋梗塞や狭心症になりやすい危険因子です。当てはまる項目があれば、この場合も、事前に医療機関に相談してください。

- ☐ 血圧が高い（高血圧）
- ☐ 血糖値が高い（糖尿病）
- ☐ LDLコレステロールや中性脂肪が高い（脂質異常症）
- ☐ タバコを吸っている（喫煙）

基本的な知識も伝えます。

　併せて、レース中に周辺で傷病者が発生した際には、ランナーにも一次救命処置などの協力を求める場合があることを伝え、事前の救急蘇生法の受講を勧奨します。

　事前にランナーに対して伝える内容には次のようなものがあります（**図表21**）。

図表21　大会開催前にランナーに伝える内容の例

大会に臨むための体調管理の重要性
自己責任での参加であること
長距離を走破するためのトレーニング方法
健康診断受診の推進
マラソン中に生じやすい傷病と対処方法に関する基本的な知識
競技中の水分などの摂取や栄養の補給に関するアドバイス
競技中に必要な携帯品
大会中に発表する各種警報の種類や伝達方法
救護への協力と救急蘇生法の受講促進
その他の注意事項

1　体調管理の重要性

マラソン競技は心停止など重大な健康リスクを伴う競技であることを伝え、参加者に健康管理を促します。健康リスクを伝えることは自己責任での参加であるという意識の醸成にもつながります。

2　健康診断受診の推進

大会参加者には、事前に健康診断の受診を推奨します（コラム10）。特に、心臓疾患の既往や不整脈のある人や、運動の有無にかかわらず胸痛や息切れ、めまい、失神などの経験がある人には健康診断を受診することを強く促します[34]。

コラム 10

国外における健康診断（スクリーニング検査）の実態

心疾患の既往歴または家族歴がある場合には，トレーニングやレースを開始する前に，健康診断（スクリーニング検査）を受けるよう奨励しましょう。レース前の健康診断を受診しないランナーには，自分の健康状態およびレースで求められるものを理解していることを確約する旨の証明書を求める大会もあります。一部の国（例：フランス）では健康診断もしくは健康証明書の提出が求められます。心電図（ECG）の提出を求める国もあります（例：イタリア）。

3　生じやすい傷病と対処方法に関する基本的な知識

心停止、熱中症などの重篤なものから、足の水疱（いわゆる「靴擦れ」）など比較的軽微なものまで、そのリスクを減らすための対処方法を伝えます。ランニングシューズの選択方法などのアドバイスも含めます。

4　水分などの摂取や栄養の補給に関するアドバイス

脱水症や運動関連性低ナトリウム血症（3-4-3「2 運動関連性低ナトリウム血症」を参照）の予防には、水分などの摂取についての事前啓発が重要です。レース前やレース中だけでなく、レース終了後の水分摂取のアドバイスも含めます。

また、レース前やレース中の、特に炭水化物の摂取についてのアドバイスをします。レース後の回復のための栄養摂取についても含めるとよいでしょう。

5　大会中に発表する各種警報の種類や伝達方法

暑さ指数情報伝達システム（6-2-3「**2** フラッグシステム」を参照）を採用している場合は、旗の色とその意味などを事前に伝えます。併せて、予想される天気や気温などに関する情報も重要です。熱中症や低体温症に関する危険について伝え、準備させましょう。

6　救護への協力と救急蘇生法の受講促進

心停止などの救急事案に最初に気づくのは、付近を走行していたランナーであることも多く、その場合、救護・医療スタッフが到着するまでのランナーによる応急手当の実施が重要になります。そのため、大会参加者には、事故発生に気がついた場合のスタッフへの伝達方法や応急手当への協力、対処方法などについて伝えておきます。

また、救急蘇生法の受講を大会参加者に促します。消防機関に大会参加者を対象とした講習の開催について相談してみるとよいでしょう。特に大会参加者を抽選などで決定する大会では、選抜基準として、救急蘇生法の受講歴を取り入れることも受講促進につながるでしょう。ホームページ上で大会参加の登録をする場合には、救急蘇生法を学べるウェブサイトへのリンクを掲載することも有用です。

7　その他の注意事項

大会参加者には、他人に出場資格やナンバーカードを譲らないように伝えます。他人に成りすます行為は、救護・医療を提供する際に、混乱や遅延の原因となります（3-4-2「**3**-❹ 未登録ランナーの参加」を参照）。

また、咳、喉の痛みなどの感冒症状や悪心、嘔吐、下痢など急性胃腸炎などを疑う症状がレース2日前～当日までに発症した場合には、他の参加者などへの感染の恐れもあるため、出場を見合わせるように伝えます。

乳幼児を抱えたり、背負ったりしての参加や一般公衆にそぐわない服装の着用も禁止します。

6-1-2　伝達方法

大会のホームページや掲載するポスター、ハンドブック、募集要項などを通じて伝達します。ホームページ上で参加の登録ができる場合には、健康リスクの軽減についての重要な内容を読まなければ登録ができないようにするなどの工夫も有用です。参加するランナーに事前に送付する案内がある場合には、健康リスクの低減に関する資料（6-1-1「体調管理の啓発」を参照）も同封します。

近年は、参加するランナーのメールアドレスやSNS（ソーシャル・ネットワーキング・サービス）の登録を要請している大会もあり、それらを活用することも有効な方法です。

6-1-3　大会参加者の情報の収集と管理

ランナーに健康障害が生じた場合に、迅速に対応するには、参加者に関する健康情報を事前に把握する必要があります。個人情報の管理には十分な配慮がされなければなりません。特に救護・医療に関わる情報は秘匿性が高い情報であり、これらについては、大会関係者であっても不特定多数の者が見ることがないように管理や共有方法などについて検討します。

救護・医療体制に必要な情報には次のような項目があります（**図表22**）。これらの情報をナンバーカード裏に記載するようにさせると有益です。

図表22　救護・医療体制に必要な大会参加者の情報

個人の特定が可能な情報
意識障害などにより本人から聴取することが困難な場合に備えるため
● ランナー番号
● 氏名
● 生年月日、年齢
● 住所
● 緊急連絡先 ①（レースに参加していない人2人以上の氏名および連絡先）
● 緊急連絡先 ②（レースに参加している知人などの氏名および連絡先）
救護・医療に関わる情報
救護・医療を実施する際に、救護・医療スタッフが潜在的な問題因子を特定するため
● 既往歴
● 服薬
● アレルギー
● かかりつけ医療機関名、連絡先、主治医
● 母国語（外国人）

6-2　ランナーの当日の管理

6-2-1　当日の健康チェック

　当日の健康状態を把握するため、「健康チェック」を開催当日に実行してもらいます（**図表23**）。健康状態に不安がある参加者には、自分の体調をよく考えてレースに挑むよう注意喚起し、1つでも当てはまるチェック項目があれば、場合によっては参加しない決断をしてもらうことも大切です。

図表23　レース当日の体調についてのチェック項目
（日本陸上競技連盟医事委員会作成）

☐　熱がある、熱感がある
☐　疲労感が残っている
☐　昨夜の睡眠が十分にとれなかった
☐　レース前の食事や水分をきちんと摂れなかった
☐　かぜ症状（微熱、頭痛、喉の痛み、咳、鼻水）がある
☐　胸や背中の不快感や痛みがある。動悸・息切れがある
☐　腹痛、下痢がある。吐き気がある
☐　レース運びの見通しが立っていない

6-2-2　競技中のランナーへの情報提供

　走行中のランナーが「良好な健康状態」を保つために有用な情報を適切に提供します。それには、フィニッシュまでの距離やコースの斜度、給水所やトイレの場所などのコースに関すること、現在の気温や湿度、暑さ指数情報（6-2-3「暑さ指数とフラッグシステム」を参照）、今後の天気の見通しといった天候に関すること、また、レースの中止決定、適切な水分摂取についてのアドバイスなども該当します。これらの情報により、ランナーにペース変更を促し、健康リスクを減らします。ただし、ランナーが受け取れる情報には限りがあるため、情報過多にならないように留意します。これらの情報は放送や看板での情報伝達が基本ですが、コースに配置したスタッフからの声掛けが有用です。

　なお、救護・医療統括本部の電話番号なども重要な情報です。ランナーが身に付けるナンバーカード、大会当日に配布するプログラムの見やすい場所にも記載しておきます。

6-2-3　暑さ指数とフラッグシステム

1　暑さ指数

　暑さ指数（WBGT：wet bulb globe temperature, 湿球黒球温度）は、半世紀以上前にアメリカで提案された指標であり、熱中症を予防することを目的とし、単位は気温と同じ摂氏度（℃）で示されます。摂氏度（℃）で示されますが、気温とは異なることに留意が必要です。暑さ指数（WBGT）は、人体と外気との熱のやりとり（熱収支）に着目した指標で、人体の熱収支に影響を与える①湿度、②日射・輻射（ふくしゃ）など周辺の熱環境、③気温の3つから算定されます。

　暑さ指数は、労働環境や運動環境の指針として活用され、ISOなどで国際的な規格となっています。公益財団法人日本スポーツ協会や日本生気象学会も暑さ指数を基に注意事項の指針を公表しています。

2　フラッグシステム

　フラッグシステムという方法で、暑さ指数を伝える大会もあります。スタート地点から一定間隔で、暑さ指数（WBGT）を4色のフラッグで表示し、ランナーに伝えます。フラッグが何を意味するか、ホームページや配布物などで周知します。当日は、放送などによってランナーに伝えます。

　大会本部は、レース前日までにスタート時のカラーコードを決定し、その後は、レース中の気象状況や熱中症の発生状況によって変更します。多数箇所のフラッグの一斉変更は誤伝達や誤表示の原因となるため、カラーの変更は通常1回までとします。

　フラッグシステムのカラーコード（**図表24**）は、大会を開催する地域や時期、特性を考慮し、決定します。暑さ指数（WBGT）が28℃（82℉）を超える場合は、大会中止を推奨するレベルとされますが、実際に中止するか否かは、大会関係機関と協議し決定するようにします。

6-2-4　棄権や制限時間を超えたランナーの管理

　各関門の制限時間を超えたランナーや中途棄権したランナーは、バス（**写真11**）などに乗ってもらい、フィニッシュ地点ないし更衣室などへ輸送します。車内には救護・医療スタッフが同乗します。これにより傷病者の発生の軽減が期待できます。車内には十分なタオル、毛布、水分を用意しておきましょう。

　医療機関への搬送を想定して、患者等搬送事業者の搬送自動車を追走させることも検討します。

図表 24　フラッグシステム

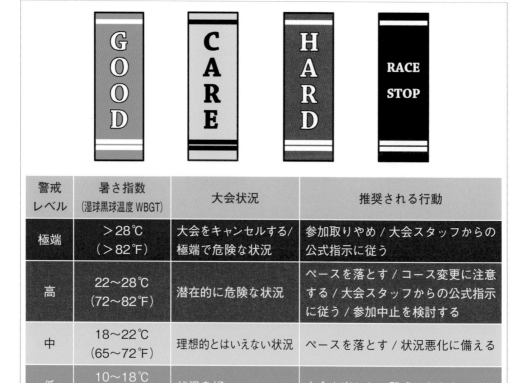

警戒 レベル	暑さ指数 (湿球黒球温度 WBGT)	大会状況	推奨される行動
極端	＞28℃ （＞82℉）	大会をキャンセルする/ 極端で危険な状況	参加取りやめ / 大会スタッフからの 公式指示に従う
高	22〜28℃ （72〜82℉）	潜在的に危険な状況	ペースを落とす / コース変更に注意 する / 大会スタッフからの公式指示 に従う / 参加中止を検討する
中	18〜22℃ （65〜72℉）	理想的とはいえない状況	ペースを落とす / 状況悪化に備える
低	10〜18℃ （50〜65℉）	状況良好	大会を楽しむ / 警戒は怠らない

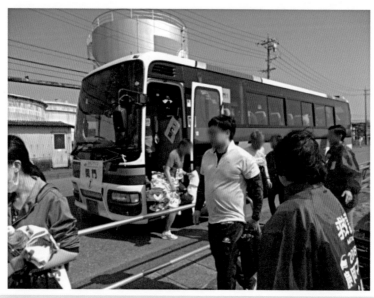

写真 11　関門を時間内に通過できなかったランナーを送迎するバス

6-3　ランナーのレース後の管理

　フィニッシュエリアやそこから更衣室などへの移動の間は、心停止などのリスク
が高いことが知られています。路上や更衣室で休んでいると思われていたランナー
が心停止に陥っていた事案が実際に報告[35]されています。周辺を隈なく見張り
（7-4「監視塔の設置」を参照）、横になったり、座り込んだりしているランナーに
はスタッフが声を掛けるなど積極的な対応が必要です（**写真 12**）。

　また、レース後のランナーは、健康リスクが高い状態が続きます。健康管理に
ついて留意すべきことを、水分摂取や痛み止めの内服などについてのアドバイスも
含め情報提供します。

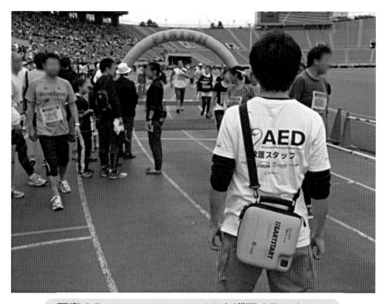

写真 12　フィニッシュエリアを巡回するスタッフ

7 救護・医療の視点からのコース管理

　レース中の健康障害の発生を減らすとともに、健康障害が生じた場合の救護・医療対応を円滑に行うためには、コースを適切に設定、管理することもまた重要です。

　ここでは、救護・医療の視点からのコース設計や管理について述べます。

7-1　コース設計

　スタートやフィニッシュ地点は、人の密度が高まり、それに伴い健康障害の発生も増えます。案内・誘導などをわかりやすくし、フィニッシュ後のランナーがフィニッシュエリア周辺に溜らないように、ランナーや観客が分散するようにします。フィニッシュ地点のエリアを広く、長く確保し、家族や同僚などがランナーを出迎えるポイントをフィニッシュエリアとは少し離れた場所に設けるなどの工夫をします。

7-2　アクセスルートの確保

7-2-1　救護・医療スタッフなどのアクセス

　コースとその周辺のどの場所であっても、移動救護隊など救護・医療スタッフが、迅速に効率よく駆けつけられるアクセスルートの確保が必要です。消防機関の救急隊などのアクセスについても検討する必要があります。

　机上で検討する場合には、観客などの存在も忘れないようにします。スタッフや救急隊が、ストレッチャーや救護・医療に要する資器材とともに移動できるかという視点でも確認します。一度は、コース現場の事前確認を行います。

7-2-2　救急車などの走行ルートの確保

　救急車や患者搬送車で医療機関への傷病者搬送が必要になった場合に備えて、救護所やコースの主要地点への車両の進入、進出経路を確保します。心停止の多いフィニッシュエリアでは、混雑の有無にかかわらず迅速にアクセスできるルートの確保が必須です。コースそのものが、農道、線路沿いの道路、高速道路などの場合には特に救急車の進入路確保に留意を要します。救急車などのアクセスルートを設定する際は、消防機関との綿密な事前打ち合わせが必要です。

7-2-3　マッピングとコースポイントの明確化

　救護・医療スタッフや救急隊が、傷病者のところに迷わず駆けつけるために、アクセスルートやコースのポイントに番号を振るなどの工夫が必要です（**写真13**）。スタッフに配布するコースマップに明確に表示し、それらの情報を救護・医療スタッフ間で共有します。大会本部や消防機関、警備関係者とも共有したものを使用します。

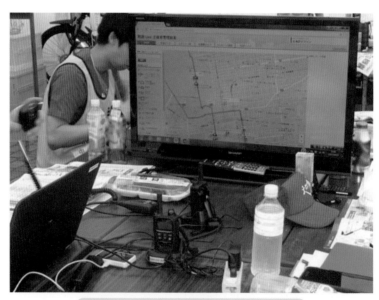

写真 13　GPS を活用したマッピング

▼消防機関の対応の例 ❷

▼消防機関の対応の例 ❷

　消防機関などは、協議内容に基づき、救護を要する事案が発生した場合の119番通報の手順ならびに会場への進入経路、緊急車両と傷病者などとの接触ポイントを事前に確認することが必要です。特に、緊急車両がランナーに近づけない場所がある場合には、事前に接触ポイントおよび進入経路の調整が必要です。また、事案が発生した正確な場所を迅速に得るため、コースマップと呼び名について統一しておきます。

7-3　給水所の設置

　大会には給水所の設置は必須ですが、その数が必要以上となると、水分の過剰摂取を助長し、運動関連性低ナトリウム血症の発生を増やすリスクが指摘[36] されています。

　給水所の必要数は、スタートから3〜5km間隔で設け、後半では間隔を少し狭めるのが一般的です。スタート地点、フィニッシュ地点にも設置します。距離や参加者数、気候などによって設置場所を最適なものに修正します。

　マラソンで必要な給水の量は環境温や暑熱馴化の程度によって異なりますが、ランナー1人当たりペットボトル500mL換算で5〜7本程度必要とされています。また、スタッフの水分補給分についても忘れてはいけません。予想よりも気温が高い場合には、必要量が増える場合があります。水の需要増大に短時間で対応できるような対策も立てておきます。水分は、電解質濃度に配慮されたものが理想ですが、水のみの場合は、近くに塩飴などで電解質を補給できるよう準備します。

　ペットボトルは、ランナーにとって扱いやすいものの、水分を過剰摂取する傾向があります。路面に落ちたボトルによりランナーが転倒する危険も増えます。一方で、コップは、転倒の危険も減り、水分の過剰摂取を抑制することができますが、ランナーには、飲みにくいという欠点があります。

　適切な水分補給の仕方については、レース前、レース中、レース終了後に繰り返し参加者に働きかけます。

7-4　監視塔の設置

　大勢のランナーが同時にフィニッシュ地点を通過するような大会では、傷病者の

発見が遅れる場合があるので、監視塔を設けて高い位置からフィニッシュエリア全体を見渡すことができるようにします（**写真14**）。ランナーの参加人数やフィニッシュエリアのコース設定によっては、複数の監視塔を設けることも考えます。

　設置した監視塔は消防機関や警察など警備に携わる関係者も使用できるものとし、傷病者発生の際は、関係機関と情報共有し、フィニッシュエリアでの傷病者発生に迅速に対応できるようにします。監視塔は、数人が立てる広さとし頑丈な造りとします。監視塔で傷病者を発見した際の連絡体制、連絡方法についても決めておきます。情報技術の発展に伴い、今後は、直視による監視と同等以上の監視カメラシステムなどで対応することも想定されます。

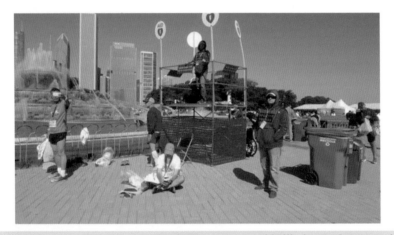

写真14　フィニッシュエリアに設置されている監視塔（シカゴマラソン）

消防機関などとの調整と傷病者の搬送計画

　救護所では対応が困難な緊急度・重症度の高い傷病者が発生した場合には、救急車で医療機関に搬送する必要が生じます。この連携を円滑に行うには、消防機関との十分な事前調整が不可欠です。また、公道を使用した大会の場合には、普段の救急車の走行ルートへの影響が避けられません。この点についても、事前調整が必要です。地域によっては、条例などで消防機関への事前連絡を求めている場合もあります。

　ここでは、大会の開催にあたって必要な消防機関との調整と、消防機関以外の車両によるものも含めた傷病者の搬送体制について述べます。

8-1　平時の救急医療体制に与える影響

　緊急度・重症度の高い傷病者の搬送は、消防機関に委ねるのが原則です。ただし、大会で生じた傷病者を、すべて消防の救急車で搬送するという考え方は適切ではありません。地域の消防機関の救急車は、その地域の人口や地勢の平時の状況を想定して車両数や配置が決められており、マラソン・ロードレース大会など多くの人々が集まり、多くの傷病者発生が想定されるイベントの開催までは考慮されていません。そのため、マラソン・ロードレース大会により、傷病者搬送が平時に比べて大幅に増加した場合は、地域で生じた別の救急搬送への対応に支障が生じます。消防機関の救急車の利用には十分な配慮が必要なのです。

　大会で傷病者が発生しなくても、レースで公道を使用することは、救急搬送時間などに負の影響を与えます。救急車の通常の走行ルートを妨げるためです。マラソン・ロードレース大会の開催日は、非開催日と比べ、地域で生じた急性心筋梗塞もしくは心停止傷病者の 30 日死亡率が高くなることが近年報告されています[37]（コラム 1）。

8-2 消防機関との調整

8-2-1 救護・医療計画の共有、調整

　前述のとおり、マラソン・ロードレース大会は、平時の救急医療体制に与える影響が無視できないことから、主催者はあらかじめ救護・医療計画の概要について消防機関に報告し、消防機関から指導や助言を受けるようにします。大会開催日時やランナー数、走行ルートなどはもちろんのこと、救護所の位置や救護所などへのアクセスルート、コースの各地点の呼称、救護・医療スタッフの状況、資器材の概要などが含まれます。これらは公道を使用した大会では必須です。また、当日の消防機関との緊急の連絡手順についても事前の協議が不可欠です。

8-2-2 消防機関との連絡手段の確保

　傷病者発生時の消防機関への連絡については、消防機関と事前に話し合っておきます。傷病者を発見したり駆けつけたりした救護・医療スタッフが ① 直接119番通報して、消防本部と連絡を取る場合と、② 救護・医療統括本部に連絡を取り、そこを経由して119番通報する場合に大きく大別されますが、後者の場合は、救護・医療統括本部に待機する消防職員〔統括本部に設置（併設）された「消防指揮所」と呼ぶ場合がある〕を通じて消防機関に連絡をするのが一般的です。

8-2-3 傷病者の搬送計画

　どのような傷病者の場合に消防機関の救急車を活用するかについて、消防機関と事前に打ち合わせ、計画に記載します（**図表 25**）。また、消防機関で搬送する場合には、どの医療機関に搬送するかについても事前に計画に記載します。これらの計画の際には、消防法（昭和23年7月24日法律第186号）第35条の規定に基づいて各地域で定められている、どのような傷病者をどの医療機関に搬送するかなどの基準と整合性を図るようにします。主催者は搬送先医療機関に対して、事前に救急医療の協力依頼をしておくとよいでしょう。

図表 25　搬送計画の例（文献 38 より引用改変）

基本事項

　搬送計画は、消防法（昭和 23 年 7 月 24 日法律第 186 号）第 35 条の 5 の規定に基づき愛知県が作成する「傷病者の搬送及び傷病者の受入れの実施に関する基準（以下「実施基準」という）と整合性を図るものとする

搬送先病院の選定

1.　傷病者の搬送先病院の選定は、次のとおりとする
　（ア）実施基準で規定する分類基準に該当する傷病者の搬送先病院は、各分類基準に対する医療機関リストの中から、名古屋市消防局が選定する
　（イ）前号以外であって、救急車による搬送を必要とする程度の傷病者には、名古屋市消防局が名古屋市内の救急告示医療機関と個別に調整し、選定する
　（ウ）前 2 号以外であって、医療機関での処置又は経過観察等を必要とする程度の傷病者であって、大会主催者が用意する民間救急搬送車及び救護車（以下「大会車両」という）で搬送する場合の搬送先病院は、救護・医療統括本部が愛知県救急医療情報センターと調整し、名古屋市内の救急告示医療機関の中から選定する
2.　搬送先病院に対する受入要請は、前項各号で選定した機関が実施する
3.　搬送先病院の選定は、愛知県救急搬送情報共有システム（通称「ETIS」）を活用する

観察基準

1.　実施基準で規定する分類基準については、各分類基準に対する観察項目による
2.　労作性熱中症及び運動関連性低ナトリウム血症の観察基準は、別表を参考とする

伝達基準

　救急車で傷病者を搬送する場合の搬送先病院に対する情報の伝達基準は、実施基準に従う

災害時の搬送

1.　集団災害発生時の搬送先病院は、災害の規模等を考慮の上、愛知県及び名古屋市消防局が調整し、決定する
2.　救護・医療統括本部は、前項の決定に必要な情報を愛知県及び名古屋市に提供するとともに、大会車両による傷病者の搬送に備え、待機等の準備を指示する
3.　ドクターヘリコプター、愛知県防災ヘリコプター及び名古屋市消防ヘリコプターの要請は、救護・医療統括本部の意見を聞き、名古屋市消防局が決定する
4.　第 1 項及び第 3 項の迅速かつ円滑な決定を行うため、名古屋市消防局は現地警備本部を救護・医療統括本部に併設する。また、愛知県は、防災局及び健康福祉部保健医療局職員を救護・医療統括本部へ派遣する

事前情報の提供

　大会主催者は、第 5 条で規定する搬送先病院に対して、搬送計画並びに大会概要及び大会当日のレースコンディショニングインフォメーションシステム（RIS）の予想を事前に周知しなければならない

傷病者の情報

1.　心停止等であって、自らが家族等に連絡できない傷病者には、救護・医療統括本部又は大会主催者が窓口となって搬送先病院及び名古屋市消防局と情報の共有を図る
2.　前項にあっては、個人情報の保護に関する法律（平成 15 年 5 月 30 日法律第 57 号）に従い、適正に個人情報を管理しなければならない

「マラソンフェスティバルナゴヤ・愛知 2017」救護・医療計画より.

▼消防機関の対応の例 ❸

　消防機関は、搬送計画について主催者などから相談された場合は、地域の医療体制、救急業務の現状および各消防機関などが定める多数傷病者対応計画や救急活動要領などを踏まえ、助言や指導を行います。

　マラソン・ロードレースの規模や予測される傷病者の状況などによっては、消防機関側においても、救急体制に関する計画を作成する必要があります。この場合、重症度や傷病に応じた搬送先医療機関選定のルール、患者等搬送事業者を含めた役割分担と搬送基準、さらには、傷病者情報などの伝達基準などが必要になります。これらは、消防機関の関係する職員に十分周知する必要があります。

8-2-4　患者等搬送事業者などの活用

　地域の救急医療体制への負担を避けるため、非緊急・低緊急の傷病者への対応のために、消防機関以外の代替搬送手段の確保について検討します。患者等搬送事業者などの活用が選択肢となりますが、その場合、地域の消防機関から認定されている事業者が適切でしょう。消防機関の認定を受けている事業者は、ストレッチャー

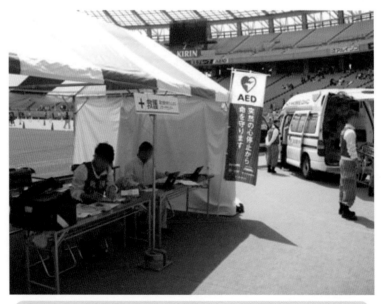

写真 15　救護所に隣接して待機させた消防機関以外の輸送車

や人工呼吸用資器材、酸素などを積載しており、低緊急の傷病者の搬送に対応できることが期待できるからです。そのほか、寝台付きタクシーやワゴンタイプのタクシーなどを活用することも可能です。

患者等搬送事業者などと傷病者の搬送計画について、経費の負担なども含め協議しておきます。当日は、コースに隣接して車両を待機させるなど、非緊急・低緊急の傷病者搬送が円滑に利用できるようにしておきます（**写真 15**）。

8-3　その他の機関との調整

8-3-1　搬送先医療機関

発生した傷病者を受け入れることになる地域の救急医療機関や医師会、地域メディカルコントロール（MC）協議会には、事前にマラソン大会が開催されることを通知・連絡し、救護・医療計画の概要についても共有します。特に、次のような場合には、医療機関への通知・連絡は重要です（**図表 26**）。

図表26　救護・医療計画の共有を必要とする大会
● 参加するランナーが 500 人以上いる
● 人口密集地域から離れた場所で開催されている
● 救護・医療体制が十分でない
● 付近に十分な医療機関が存在しない
● 高温多湿の環境など気象条件が厳しい

8-3-2　警察、警備機関

傷病者の医療機関などへの搬送の際には、消防機関や患者等搬送事業者などの車両がコース内に出入りすることになります。救護・医療のための車両の交通について、交通規制や警備を担う機関との事前の打ち合わせも必要です。救護・医療計画、搬送計画について共有、調整します。

当日の傷病者への対応

ここでは、当日の傷病者発生時の対応について述べます。

9-1 活動の基本

9-1-1 指揮命令と役割

救護・医療が組織的に行われるには、それぞれのスタッフが自分の役割を認識し、誰の指示下で活動し、誰に指示する立場なのかといった指揮命令系統を認識しておく必要があります。

活動開始前には、救護・医療体制の責任者によって決定された指揮命令系統を周知し、確認する機会を設けます。

9-1-2 安全の優先

傷病者に対して救護・医療を提供するためには、その場の安全が確保され、スタッフが安心して活動できる必要があります。場所の安全、スタッフの安全、傷病者の安全が確保できない状況では、救護・医療を開始するのは適切ではありません。

活動開始前には、安全の確保が優先であること、負傷した場合の補償の範囲などをスタッフに周知します。安全の確保に関しては、消防機関、警察機関などの指示に従うことも伝えます。

9-1-3 コミュニケーションの確保

円滑な活動には、関係する個人や機関で互いの連絡が欠かせません。活動開始前には、スタッフに報告、連絡、相談の重要性について伝えます。通信機器の状態や持ち場の確認のため、定期的に通信を行い、緊急時に確実に連絡がつく体制を確保

します。また、連絡内容に漏れがないように、定型的な文章（**図表13　傷病者発生時の緊急連絡先を伝える文章の例**）を周知します。

9-1-4　現状の確認、評価

　救護所などにおいて、現時点での傷病者の受け入れ状況や救護や診療の状況、スタッフの活動状況などをホワイトボードに掲示し、必要な時にすぐに認識できるように努めます。また、これらの状況について、救護・医療統括本部に定期的に、もしくは不定期に報告を行います。救護・医療統括本部では大会におけるすべての状況を集約し、緊急度の高い傷病者や救急搬送した傷病者などについてホワイトボードもしくは大きなスクリーンやモニターに掲示します。

9-1-5　救護・医療活動

　救護・医療の対象は、ランナー、ボランティアも含む大会スタッフ、関係者です。ただし、観客など上記以外の者でも心停止や意識・呼吸・循環状態が安定していない場合など、緊急度・重症度が高い場合は救護・医療の対象となります。

　傷病者自身やその関係者から求めがあった場合、または傷病者を発見した場合は、まず傷病者の緊急度・重症度を判断します。緊急度などが高ければ、受付などよりも処置を優先します。傷病者のところにスタッフが駆けつけることも時には必要です。緊急度などが低い場合に、どこまで救護・医療を行うかはその場の状況や大会の方針、傷病者本人の状況、救護・医療スタッフの状況などによります。ただし、どのような場合でも、緊急度の高い傷病者への対応が遅れることがないようにします。

　緊急度・重症度の判定方法は、スタッフが共有できるシンプルなもの、もしくは日常使い慣れているものを選びます。

1　救護所での対応

　救急救命士や看護師などが緊急度・重症度をまず確認（トリアージ）し、緊急度などが高くない状況であれば、まず受付を行います。緊急度などが高い状況であれば処置を優先します。救護所で対応可能な範囲を超えるようであれば、救急車または患者等搬送事業者での搬送の要否について判断し、必要であればその手配をします。傷病者ごとに担当者を決めて、傷病者の管理がおろそかにならないようにします。

　救護所は休憩所ではありませんので、救護所内のベッドで経過観察する場合は、一定の制限時間を決めておき、あらかじめ救護所内に示しておきます。長時間ベッド

を占有することは、緊急度などの高い傷病者への対応を妨げることになるからです。制限時間を超える場合は、再度、医師の診察による判断を条件にします。

2　救護所からの退出

　救護所からのランナーの退出の可否は、傷病者の病態や緊急度・重症度、家族などの付き添いの有無などで異なりますが、1つの基準の例を次に示します（**図表27**）。

図表27　救護所からの退出基準

● 意識清明
● 自身での水分摂取が可能
● 排尿の確認
● 自力移動が可能（家族や同僚などがいない場合）
● 自身での医療機関受診が可能

　運動関連性低ナトリウム血症や熱中症に限らず、マラソン・ロードレースで生じる健康障害は、救護所を退出した後に症状が顕在化することもあります。救護所からの退出時には、今後起こり得る健康障害について説明し、自身での経過観察や健康管理、医療機関の受診について適切な指導、助言を与えます（**図表28**）。水分摂取などの飲食についての指導もあるとよいでしょう。

　救護・医療を望まず、それらを途中で切り上げようとする傷病者には、それによって生じるリスク（今後、生じる可能性がある事象）について十分に説明します。この説明は、できるだけ医療従事者が行います。それでも理解が得られなければ、健康リスクの概要と主催者側の免責について記載した書類に傷病者本人や家族などから署名をもらうのを基本的ルールとします。

3　移動救護隊などの対応

　移動救護隊やコース上に配置されたスタッフは、与えられた場所や範囲内で発生した緊急度・重症度の高い傷病者への早期発見および救命処置を主な役割とします。緊急度などの低い傷病者の対応に時間をかけることは、緊急度などの高い傷病者の発見や応急手当の遅延につながります。緊急度などの低い傷病者だと判断した場合には、丁寧に役割を説明し、自ら救護所まで行くように説明します。

> **図表28　ファルマウスマラソン大会でランナーに使用している熱中症における**
> **退出許可指導**（文献 39 より引用改変）

- 熱中症の治療後の退出許可は、医師の判断によります
- 家族や非常に親しい人々に、熱中症にかかって治療を受けたことを伝えましょう
- 今後 7 日間は、運動を控えましょう
- 経過観察のため労作性熱中症発症から 7 日以内にかかりつけ医を受診しましょう
  また、体調が悪化した場合には、直ちに受診が必要です
- すべての検査結果（例：血液検査）が正常または、かかりつけ医が問題なしと判断
  するまでは運動を避けましょう
- 医師から問題なしと判断されれば、次の段階に沿ってゆっくりと運動を開始します
  1. 涼しい環境で、低強度で運動する
  2. 涼しい環境で、強度を高めて運動する
  3. 暖かい環境で、低強度で運動する
  4. 暖かい環境で、強度を高めて運動する
     注：一段階ずつ十分に時間をかけて、次の段階に進みます。何らかの運動をして
     いて、運動中に問題がなく、運動後 24 時間以内に症状がなければ（下記を参照）、
     その段階はクリアできたと考えます
- 回復期中は、次のことに気をつけましょう
  - ☐ 暑さに弱い、心拍数の増加
  - ☐ 集中力の低下、気力がない
  - ☐ 脱水状態（尿の色が濃い）、頭痛
  - ☐ 筋肉痛、物忘れ
  - ☐ 眠れない
- 以下の症状がある場合には、直ちに医師に相談します
  - ☐ 胸部の痛みや圧迫感
  - ☐ 重度の筋肉痛
  - ☐ 血尿もしくは血便またはその両方
  - ☐ 痺れ
  - ☐ 排便を伴う激しい腹痛
  - ☐ 医師に相談したほうがよいと思われるような身体的な徴候や症状

4　傷病者発生時の連絡体制

　傷病者の救命には、一刻も早い救急車の到着が必要ですが、119 番通報による消防
機関の救急車を安易に利用することは、一般市民に対する救急医療を妨げる可能性

があるため慎む必要があります。そのため、どのような傷病者に対してどのように119番通報するかは、消防機関と調整・共有した方針（8-2「消防機関との調整」を参照）に沿って対応する必要があります。

　最も迅速に119番通報が必要とされるのが心停止の傷病者であり、次いで外傷などにより呼吸、循環状態が悪化している傷病者などです。そのような事案を目撃・発見した場合に、目撃したスタッフが直接119番通報するか、救護・医療統括本部を経由して119番通報するかは、消防機関と調整した方針によります。

　直接119番通報するか否かにかかわらず緊急度の高い事例については、救護・医療統括本部への連絡は必須です。救護・医療統括本部は、必要に応じて救護・医療スタッフの応援を指示します。

5　搬送された傷病者への対応

　傷病者を医療機関に搬送する場合、その場に傷病者の家族や友人がいれば、医療機関まで同伴してもらいます。そのような人がいなければ、大会スタッフが代わりに同伴します。傷病者に意識がない場合などは、そのスタッフが傷病者情報（9-2「記録と個人情報の管理」を参照）を医療機関へ伝えることになります。

　傷病者の持ち物（着替えなど）を医療機関に届ける体制もあらかじめ用意しておきます。その時に備えて、ナンバーカード番号や氏名などで所持品がわかるようにしておきます。

▼ 消防機関の対応の例 ❹

　ランナーを救急搬送する場合は、ランナーのナンバーカードの番号などを救急活動記録票などに記載し、搬送後に大会本部に情報提供を行うなどして、大会が実施している傷病者情報の管理に協力しましょう。

6　傷病者の管理と追跡

　傷病者の追跡には様々なシステムがありますが、大規模な大会では、バーコードなどによる一元化したオンラインシステムを導入しています。ナンバーカードやナンバーカードに掲載されたバーコードを救護所などの受付でスキャンし、これがデータベースに記録され、リアルタイムで追跡できるシステムなどもあります。このようなシステムの用意がない場合も、ナンバーカード番号などで管理するなどして傷病者管理と追跡に努めます。

システムの大会当日のトラブルを避けるため、事前に想定以上の負荷をかけたシステムチェックが必要です。

7　死亡者が発生した場合

　マラソン・ロードレース大会において、死亡者が発生する可能性は高くはありませんが、5万人に1人程度の心停止が発生している現状（3-4-3「マラソン・ロードレース大会で生じる健康障害」を参照）を考えれば、死亡者が出た場合の対応についてあらかじめ定めておき、少なくとも、救護・医療スタッフの幹部では共有しておく必要があります。

①　事実の連絡

　不幸にも死亡が明らかになった場合には、救護・医療体制の責任者のみならず、大会主催者にも直ちに報告します。いち早くランナーの身元を正しく特定し、家族などの近親者に連絡します。報道機関にも情報提供が必要になりますが、故人の近親者への連絡を優先します。

②　近親者への対応

　家族などの近親者と故人の対面は、搬送された医療機関などで行われることが多いと想定されますが、大会会場となる場合もあります。この場合、死者への対応の経験の豊富な医師や看護師などのスタッフが大会本部関係者とともに対応にあたるのがよいでしょう。

　死亡の原因の有無にかかわらず、故人の近親者への支援については積極的に行うようにします。主に家族などの会場や医療機関への移動、自宅への移動、故人の搬送などの手配などです。それらは、近親者の意向を確認しつつ進めます。近親者への説明や支援は、大会当日以降も必要となるため、大会当日以降の担当者や担当部署をあらかじめ定めておきます。

③　関係機関への連絡と記録

　報道機関への対応は、主催者、救護・医療体制の責任者または、その責任者が指名した限られた者が行います。大会スタッフには、報道機関への対応窓口を集約することを伝え、個々が対応しないように周知します。その際、報道機関からの質問には、「自分には報道対応する権限がないので、○○の窓口に聞いてほしい」旨を伝えるなど、丁寧に断るように徹底します。報道機関への対応責任者は、事態の把握が終わるまでは、詳細を伝えることを控えるようにします。

　また、死亡者が出た場合、当局から取り調べを受けることがあるため、事故発生から死亡に至るまで、さらには死亡後の対応まで詳細に記録しておきます。その記録は事後検証においても役立ちます。現場で対応した医師に医療記録の詳記を依頼します。

9-2　記録と個人情報の管理

　対応した傷病者の記録は、傷病者の管理、経過追跡や事後検証、次回の救護・医療計画の策定のためにも必要です。

9-2-1　傷病者記録票

　記録票や入力フォーマットは、大会規模の大小にかかわりなく、様式を決めておきます。その様式に従って、対応したランナーのすべてに記録票を残します。緊急度・重症度や治療の要否にかかわらず残す必要があります。記録には、担当した救護・医療スタッフの署名も必須です。傷病者記録票のサンプル（資料2　傷病者記録票）を巻末に提示します。

9-2-2　個人情報の管理

　傷病者として記録票に残された個人情報はもちろん、参加者やスタッフの個人情報についても、慎重な管理が必要です。救護・医療スタッフは、個人情報の定義や情報管理、漏えいのリスクを認識してもらいます。大会要項に大会主催者が個人情報を管理、利用することを明記しておくとよいでしょう。特に、緊急搬送された医療機関に対して個人情報を提供することに同意してもらいます。

1　個人情報とは

　個人情報の保護に関する法律では、「生存する個人に関する情報であって、当該情報に含まれる氏名、生年月日その他の記述等により、特定の個人を識別できるもの（他の情報と照合することにより、容易に特定の個人を識別することができるものを含む。）」を「個人情報」としています。

　マラソン・ロードレース大会においては、参加者やスタッフの氏名、住所、年齢、電話番号などのほか、メールアドレスなども「個人情報」にあたります。

2　個人情報の保護

　個人情報の保護については、行政機関の保有する個人情報の保護に関する法律（行政機関個人情報保護法）、個人情報の保護に関する法律（個人情報保護法）、各地方公共団体の個人情報保護条例における個人情報の定義は、必ずしも同じではないため、保護の範囲に差異が生じることがあります。たとえば、行政機関個人情報保護法や個人情報保護法では「生存する」個人に関する情報を保護の対象としていますが、地方公共団体の条例の中では、「生存する」という限定がないものがあるため、そのような場合は、死者を含めて個人情報を保護する必要があります。また、平成29年（2017年）5月施行の改正個人情報保護法では、救護・医療に関係する個人情報において、「病歴」が追加され、通常の個人情報よりも厳格に取り扱うことを求める要配慮個人情報と規定され、本人の事前同意がない取得は原則として禁止されます。本人の事前同意を得ないで、救護記録に記載した「病歴」を他の者に提供することは、原則、個人情報保護法違反となります（他の法令の規定により提出する場合や、人の生命、身体または財産の保護のために必要がある場合であって、本人の同意を得ることが困難である時を除く）。

　個人情報を収集し、提供または保管をする場合に流出・漏えいのリスクを常に意識しなければなりません。救護・医療スタッフは、本人の同意を得て、救護活動に直接必要な情報のみを取得するとともに、取得した個人情報は個人情報保護管理者を指定し、厳重に管理する必要があります。

　地方自治体が開催する大会の場合は、大会開催が地方自治体の事務の一部となるため、マラソン大会の規模に関係なく個人情報の取り扱いについては地方自治体の個人情報保護条例が適用されます。

3　守秘義務

　有償・無償を問わずすべてのスタッフは、大会を通じて知り得た個人情報およびプライバシーについて漏らしてはいけません。大会主催者は募集の段階から、スタッフに対し守秘義務について説明をするとともに、個人情報およびプライバシーに関する取り扱いについて契約書の提出を求める必要があります。

①　身分上の守秘義務

　医師・薬剤師・助産師等が業務で知った患者の秘密を漏えいした場合は、刑法第134条で処罰の対象となります。保健師・看護師等については保健師助産師看護師法第42条の2で処罰の対象となります。

　また、都道府県や市町村の職員が、業務に関係なくボランティア活動で知り得た

秘密を漏らした場合は、地方公務員法上の守秘義務違反とはなりませんが、市町村主催の大会であり、職務の同一上にある業務と解される場合は、守秘義務の対象となります。その際の業務が有償無償は問いません。

②　契約上の守秘義務

主催者は、スタッフの募集に際し、守秘義務の遵守を明示することで、スタッフは主催者との関係で、有償無償を問わず契約上の守秘義務を負います。その際、守秘義務の対象となる情報は、個人情報およびプライバシーに関することや、公にされていないすべての事実を指すように契約書に記載します。なお、スタッフが秘密を漏えいした結果、他人に損害を与えた場合は、民法第715条の規定に基づき主催者が使用者責任を問われることがあります。

9-2-3　プライバシーの配慮

プライバシーとは他人に知られたくない私事・私生活に属する事項を指します。たとえば、人前で年齢を確認することもプライバシーに属する事項であるため、配慮が必要です。救護・医療活動に必要でない私事・私生活に関わることおよび年齢などの聞き取りは、慎重に行うべきです。

スタッフによるSNS（ソーシャル・ネットワーキング・サービス）の投稿も注意を要します。個人情報保護法違反や守秘義務違反にあたらない内容であっても、プライバシーの面から問題となるケースもあります。

救護所を受診したことを他人に知られることを望まない参加者もいます。救護・医療活動の記録のために写真撮影を行うこともありますが、できるだけ顔など個人を特定する情報は撮影しないようにします。特に、動画は顔などの個人情報が記録されやすいため、細心の注意が必要です。撮影は、事前に許可を受けたスタッフに限定します。また、そのスタッフが一目で記録担当であることがわかるように、腕章などで明示しておくとよいでしょう。

機微（センシティブ）情報

　改正個人情報保護法では、「要配慮情報」というカテゴリーで、個人情報の中でも特に「センシティブ情報」の保護を図ることとなり（改正個人情報保護法第2条）、これにあわせて各地方公共団体の条例も改正が見込まれます。

　個人情報とプライバシーは重なり合っているところが多く、その中でも「センシティブ情報」は両者に該当するといえます。

【思想】思想、信条、宗教など

【社会的差別の原因】人種、民族、本籍地詳細、身体・精神障がい、犯罪歴など

【団体行動】勤労者の団結権・団体交渉権に係る情報など

【政治的権利】集団的示威行為への参加情報、請願権の行使に係る情報など

【心身】体力、健康状況、身体的特徴、病歴など

【財産】所得、保有財産、納付税額など

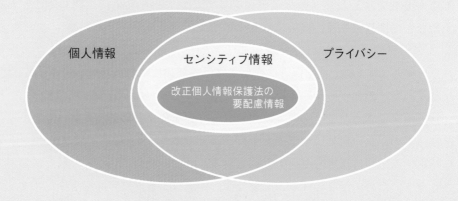

（平成27年度 消防防災科学技術研究推進制度「通信指令専科教育導入プロジェクト」事案・法令編テキスト‒個人情報の実際[40]）

9-3　報道機関への対応

　大会期間中に報道機関へ情報提供が必要な場合があります。情報には前向きな情報と後ろ向きの情報がありますが、いずれにしても基本的な対応を統一しておきます。

9-3-1　担当部門の設置

　報道機関への対応は、救護・医療体制の責任者または、その責任者が指名した限られた者があたります。報道機関とのやり取りは担当者のみが行うことをスタッフやボランティアに周知し、担当者以外が個別に対応することがないようにします。

9-3-2　報道内容

　個人情報の取り扱いに十分留意し、守秘義務と情報公開の線引きを厳密に検討します。また、情報提供に偏りが出ないように、取材が多数に及ぶ場合には会見時間を決めるなどして、情報を統一するように心がけます。

9-3-3　情報提供のタイミング

　報道機関への情報提供のタイミングは非常に難しいものですが、多数傷病者の発生や死亡者が出た場合などの後ろ向きの情報は、できる限り速やかに発表することが望まれます。ただし、迅速な対応を求めるがあまり、正確性を欠いては混乱の元となります。報道対応の責任者と大会の責任者が話し合い、機を逸することなく正確な情報を提供します。

災害（緊急事態）への備えと対応

　マラソン・ロードレース大会には、多くのランナーが参加します。それゆえ集団災害への備えが不可欠です。ここでは、集団災害への備えと、それに対する救護・医療について述べます。

▼ 消防機関の対応の例 ❺

> 　消防機関は、主催者からこれらのことについて相談を受けた際には、各地域で定められた、大雨や津波などによる浸水予測、避難所や帰宅困難者マニュアルなどを基に助言するとともに、必要に応じて関係機関との調整について指示を行ってください。

10-1　想定される災害

10-1-1　異常気象

　台風などによる暴風、豪雨、洪水などの異常気象は、気象予報を参考にすることで、事前に対応を検討することがある程度可能です。予測情報を基に関係機関と協議し、時間的余裕をもって対処することを心がけます。

　異常気象による健康リスクは、気象情報を、レース前やレース中にランナーに提供することで軽減することが期待できます。

10-1-2　地　震

　地震の発生は参加者や大会関係者のみならず、地域住民も等しく影響を受けます。救護・医療スタッフも、選手、大会関係者に限った対応のみならず、地域住民も含めた救護・医療対応を考える必要があります。医療や消防の関係者が、本来の業務

に戻る必要のある規模の地震であれば、救護・医療体制の継続的な確保は困難なため、速やかに大会を中止する必要があります。

10-1-3 テ　ロ

2013年のボストンマラソンのように、マラソン・ロードレース大会は多くの参加者や観客が集まるため、テロなどの標的になり得ます。その手口としては、車両突入、爆弾、銃の乱射、化学兵器など様々なものが想定されます。いずれにしても、消防機関、警察機関の指揮のもと、救護・医療スタッフの安全を確保したのち、可能な範囲で救護・医療を行います。

10-1-4 雑踏、その他の災害

多数のランナーが密集するエリアでは、将棋倒し事故などの発生があり得ます。ほかにも、会場周辺での大規模な火災や水道管破裂などによるコースへの浸水、感染症の流行（パンデミック）など、天変地異やテロ以外で大会開催に関わる災害が想定されます。いずれの場合も、まずは事態の正確な把握に努め、適切な判断や対応が必要です。

10-2　大会の継続、中止の判断

大会主催者は、災害が予想されたり、災害が生じたりして、参加者の安全が確保できない可能性がある場合には、大会の開始時間の延期や一時中断、中止などを判断します。これらの判断は、参加者だけでなく多数の関係組織、関係者にも大きな影響を及ぼします。救護・医療部門の役割ではなく、大会全体のこととして主催者が判断することになります。救護・医療の責任者は、大会主催者が中止や延期などを判断する際に、医学的観点から助言を行います。

大会が行われる地域以外で大規模災害（地震など）が起き、甚大な被害が起こった場合は社会的状況を鑑みて、主催者は大会を中止することもあり得ます。

▼ 消防機関の対応の例 ❻

緊急事態の発生は、速やかに運営本部の消防機関責任者に伝えなければなりません。そのため、救護・医療本部にも通信・連絡要員を配置し、緊急事態発生の情報を速やかに入手する体制を確保する必要があります。また、スタッフの連絡系統に消防機関が組み入れられているかについて、事前の確認をすることも必要です。

10-3　災害発生時の救護・医療スタッフの基本的な対応

10-3-1　緊急事態発生時の指揮命令系統

　大会主催者は、「緊急事態」発生の恐れ、または発生を認識した時は、まず「緊急事態宣言」などを行い、災害対応を優先する決定を行うのが一般的です。これにより、救護・医療も含めて関係するスタッフは、平時の体制から非常事態体制への切り替えを行います（コラム 12）。最も重要なのは、指揮命令系統への切り替えです。大会本部は、非常時の指揮命令系統をあらかじめ定めておきます。

　指揮命令系統の切り替えに続いて、安全確保やコミュニケーション手段の確立、災害の評価、そして、トリアージ、応急処置、搬送です。これらは、「CSCATTT」としてまとめられます[41]（**図表 29**）。

図表 29　災害に対する体系的な対応

C：Command & Control	（指揮命令と統制の確立）
S：Safety	（安全の確保）
C：Communication	（コミュニケーション手段の確立）
A：Assessment	（災害の評価）
T：Triage	（傷病者のトリアージ）
T：Treatment	（応急手当の実施）
T：Transport	（傷病者の救急搬送）

コラム 12

緊急時総合調整システム（ICS：Incident Command System）

　緊急時に多機関と連携を取るための手段として「緊急時総合調整システム（ICS：Incident Command System）」というものがあります。これはあらゆる緊急事態に対応するために標準化されたマネジメント概念であり、様々な行政区や組織による調和のとれた災害対応を可能にする共通の組織構造で定義されています[42]。

10-3-2　非常連絡

　参加者などの不要な混乱を招くことを避けるため、関係者に対して事案発生や措置内容などを暗号放送によって周知する必要がある場合があります。そのような場合に備えて、暗号方式による伝達方法（**図表30**）についてあらかじめスタッフ間で共有しておきます。

図表30　暗号放送の例

フェーズ		災害種別	緊急事態発生	現場初動活動	避難誘導開始	緊急事態収束
放送内容	多数傷病者	シグナル音1	「業務連絡、業務連絡　○○様○番までお越しください。」	シグナル音3	シグナル音5
	火災	シグナル音2		シグナル音4	
行動⇒		緊急対策本部招集現場初動対応	行動の指示応援要請	避難誘導の実施	通常業務復帰

　また、緊急事態に備えて、消防機関、警察機関、医療機関などの災害担当者のコンタクトリストを作成しておきます。

10-3-3　救護所などの活用

　災害が発生した場合は、救護所や救護・医療資器材は災害対応のための資器材として用います。多数の傷病者が発生した場合には、一時的な収容所として定めることで傷病者の一元管理を行うこともできます。

10-3-4　選手と観客の帰宅管理

　公共交通機関が停止、道路が通行止めになった場合、多数の帰宅困難者が発生します。これは参加者だけでなくスタッフも同様の立場になります。その対応について、事前に関係機関と協議しておきます。

10-4　災害訓練（図上訓練、実動訓練）の実施

　大会開催までに災害対応の訓練の実施に努めます。これは、救護・医療スタッフのみでの訓練というよりは、大会スタッフ全体での実施が必要でしょう。実災害での円滑な対応を望めば、各部門や消防、警察などの他組織をまたいだ連絡や調整に

ついての事前訓練は欠かせません。

　実動訓練が理想ですが、図上訓練でも効果が期待できます。実動訓練を行う場合でも、必ずしも大会当日と同じ場所や同規模、同時刻にする必要はありません。

外国人への対応

2018年の東京マラソンでは、外国人ランナーの出身国は92カ国、出走者数は6,000人[43] を超え、2019年大会では7,896人が出走し[44]、その数は年々増加しています。訪日外国人数の増加とともに、東京マラソンに限らず、多くの大会で外国人の参加が増えています。今後もますますその傾向が強まるでしょう。

国際的な大会や、外国人の参加が多い大会では、救護・医療計画の作成の段階から、外国人を含めた対応も考える必要があります。

特に、言葉によるコミュニケーション対応については、英語、中国語などはもちろん、他の多くの言語にも対応が求められます。救護・医療は、特に細かなコミュニケーションが必要になるため、専門のスタッフを配置するか、または通訳専門会社などとの三者通話ができる体制を設けます。緊急度の低い対応では、VoiceTra®（ボイストラ・コラム13）などのツールを活用するのも1つの方法です。

救護・医療計画を策定する際の具体的な項目として**図表31**を挙げます。

図表31　外国人に対応するための救護・医療計画

● 掲示物や案内表示の多言語化
● AED や救護所などに国際基準のピクトグラムの活用
● 救護所などへの外国語で対応可能なスタッフ（医療通訳など）または同等のシステム（三者通話）の配置
● スマートフォンなどで利用可能な多言語音声翻訳アプリの活用
● 傷病者として訪日外国人ランナーを想定した救護・医療訓練
● 大会ウェブサイトに、救護・医療情報、気象情報、給水所、救護所、トイレなどについて多言語で情報提供

VoiceTra® (ボイストラ) とは

NICT (エヌアイシーティー：国立研究開発法人情報通信研究機構) が、言葉の壁の克服を目指して開発したスマートフォン用の多言語音声翻訳アプリであり、次のような特性を備えています[45]。

- 旅行会話用としての高い翻訳精度
- 音声を聞き取って翻訳し発声するものであり、日英中韓など 27 言語 (方言を含めて 30 言語) に対応*
- 旅行会話を対象とした日英の翻訳性能は TOEIC 600 点の語学力を持った人間に相当
- 「使えば使うほど賢くなる」、つまり、話した音声や対訳文例をたくさん集めれば集めるほど、どんどんスムーズな翻訳に改善
- そのため、性能改善を行うための実証実験としてアプリを無料公開
- iPhone、iPad および Android 端末に対応し、無料でアプリ VoiceTra をダウンロードすることで使用可能
- すでに VoiceTra® シリーズ (VoiceTra、VoiceTra＋、VoiceTra4U) で 100 万を超えるダウンロード
- インターネット経由で世界中から利用可能

*：音声およびテキストによる入出力機能を有します。

音声入力できる言語：17 言語

翻訳できる言語：27 言語

音声出力できる言語：14 言語

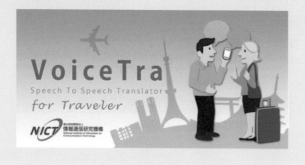

次回に向けて

マラソン・ロードレース大会は、毎年、継続して開催されることが多いイベントですが、次年度にさらに充実した救護・医療体制を提供するためには、今大会の状況を振り返り、修正し、次回の実践につなげる必要があります。Plan（計画）→ Do（実行）→ Check（評価）→ Act（改善）からなる、いわゆる PDCA を繰り返すことで、継続して救護・医療体制の質の向上が図られます。

ここでは、次回により充実した体制を確保するためのヒントについて述べます。

12-1　活動検証の実施

主催者は、イベント終了後、記憶が薄れたり熱意が冷めたりしない内に、救護・医療体制に関する事後検証会を開催します。通常、救護・医療体制の責任者が中心となって行います。ただし、重大な事故が生じた場合には、第三者に事後検証を委ねることも考慮します。

全般的な事後検証は、ランナーや救護・医療スタッフからの意見を基に行うのが一般的です。そのためには、ランナーやスタッフにアンケート調査を行うなどの積極的な取り組みが必要です。課題や問題のある点について幅広く意見を募るとよいでしょう。

救護・医療を要した事案全体の統計的分析や、緊急度・重症度の高い事案の個別の事案の検証も重要です。個別の事案の検証では、消防機関などの関係機関に出席を求めることで、より質の高い検証が可能となります。119 番通報や情報連絡の流れ、救急隊などとの連携について、時間経過を含めて検証を行います。

　　消防機関も、救急搬送事案についての救護・医療体制の事後検証には、積極的に関わるようにします。緊急度・重症度の高い事例の検証については、時間経過や医療機関に搬送された後の状況などについても、わかる範囲で、また個人情報の守秘で可能な範囲で、積極的に情報提供することで、双方にとって有益な検証となります。緊急度などの低い事案であっても、救急車の適正利用の観点からの検証により、救急車要請の基準などについて意見調整を行う良い機会にもなります。

12-2　事後検証結果の活用

　　医療・医学の発展に伴い、マラソン・ロードレース大会で求められる救護・医療についても年々高度化しています。そのため、重大事故の発生の有無にかかわらず、救護・医療体制は、年ごとに質の改善が求められています。前年の無事故を根拠に、前年と同様の体制を確保するだけでは十分とはいえません。救護・医療体制の責任者は、その点に留意し、事後検証の結果を活用し、救護・医療計画に反映させながら少しでも体制を改善する必要があります。救護・医療マニュアルの完成版はありません。大会終了時に明らかにされた課題について改善したものを次大会に向けて作り上げることが大切です。

◆ 文 献 ◆

1) Jena AB, Mann NC, Wedlund LN, et al：Delays in Emergency Care and Mortality during Major U.S. Marathons. N Engl J Med 2017；376：1441-50

2) 日本陸上競技連盟公式サイト：ルール・ハンドブック．
https：//www.jaaf.or.jp/about/rule/（参照 2020-06-11）

3) 愛知万博記念 災害・救急医療研究会：事故と主権者責任．マラソン・ロードレース医療・救護活動ガイドライン．2017；5-10

4) 救急医療におけるメディカルコントロール編集委員会 編：救急医療におけるメディカルコントロール．日本救急医学会メディカルコントロール体制検討委員会，日本臨床救急医学会メディカルコントロール検討委員会 監，東京，へるす出版，2017；3

5) 東京マラソン公式ウェブサイト：プレスリリース　東京マラソン 2019 First aid Reports．
https：//www.marathon.tokyo/about/past/2019/press-release/pdf/23db35a5f91fc 60737ab6e3625d83856_1.pdf（参照 2019-12-27）

6) Tang N, Kraus CK, Brill JD, et al：Hospital-based event medical support for the Baltimore Marathon, 2002-2005. Prehosp Emerg Care 2008；12：320-6

7) Kim JH, Malhotra R, Chiampas G, et al：Cardiac arrest during long-distance running races. N Engl J Med 2012；366：130-40
https：//doi.org/10.1056/NEJMoa1106468（参照 2018-05-01）

8) Hart L：Marathon-related cardiac arrest. Clin J Sport Med 2013；23：409-10
https：//doi.org/10.1097/01.jsm.0000433155.97054.c8（参照 2018-05-01）

9) Shirakawa T, Tanaka H, Kinoshi T, et al：Analysis of Sudden Cardiac Arrest during Marathon Races in Japan. Int J Clin Med 2017；8：472-80

10) 上越タウンジャーナル：ランナー24 人がハチに刺される「くわどり謙信公トレイル」．
https：//www.joetsutj.com/articles/02464081（参照 2018-04-24）

11) レスポンス（Response）：交通規制されたマラソンコースに進入，ランナーはねる（2013 年 4 月 29 日）．
https：//response.jp/article/2013/05/02/197245.html（参照 2018-05-01）

12) 永田高志：ボストンマラソン爆弾テロ　彼らは事前に備え，そして実際に対応した．緊急時総合調整システム Incident Command System（ICS）基本ガイドブック．永田高志，石井正三，長谷川学，他（監訳），東京，日本医師会，2014；148-67

13) 毎日新聞（地方版）：ハチ：児童ら 36 人，刺され軽傷　マラソン大会中止 - 飯綱高原 / 長野（2010 年 10 月 3 日）．
https：//dbs.g-search.or.jp/aps/WSKR/main.jsp?ssid=20180502112927524gsh-ap01（参照 2018-04-01）

14) Ely MR, Cheuvront SN, Robert WO, et al：Impact of weather on marathon-running performance. Med Sci Sports Exerc 2007；39：487-93

15) 菅沼明人：小笠掛川マラソン救護について - 市民マラソンの熱中症対策 -．臨床スポーツ医学 2000；17：610-6

16) Roberts WO：Heat and cold：what does the environment do to marathon injury？Sports Med 2007；37：400-3

17) 山本彩未，北川　薫：風雨が走行時の体温調節および呼吸循環応答に及ぼす影響．体力科学 2009；58：247-54

18) 伊藤　僚：中性温環境下における降雨が走運動中のヒトの体温調節・エネルギー代謝反応に及ぼす影響．日本福祉大学全学教育センター紀要 2014；2：1-5

19）東京マラソン公式ウェブサイト：メディカル情報.
https://www.marathon.tokyo/about/medical/medical_criticalcare/index05.html（参照
2020-01-01）

20）環境省：熱中症予防情報サイト.
http://www.wbgt.env.go.jp/wbgt.php（参照 2018-05-03）

21）日本陸上競技連盟医事委員会：市民マラソン・ロードレース　スタート前チェックリスト.
2013

22）東京マラソン公式ウェブサイト：過去の大会情報.
https://www.marathon.tokyo/about/past/（参照 2020-01-01）

23）Kinoshi T, Tanaka S, Sagisaka R, et al：Mobile Automated External Defibrillator Response System during Road Races. N Engl J Med 2018；379：488-9

24）Mears SA, Shirreffs SM：Voluntary water intake during and following moderate exercise in the cold. Int J Sport Nutr Exerc Metab 2014；24：47-58

25）DeMartini JK, Casa DJ, Belval LN, et al：Environmental conditions and the occurrence of exertional heat illnesses and exertional heat stroke at the Falmouth Road Race. J Athl Train 2014；49：478-85

26）Roberts WO：A 12-year profile of medical injury and illness for the Twin Cities Marathon. Med Sci Sports Exerc 2000；32：1549-55

27）International Association of Athletics Federations：Staffing and Equipment Guidelines for Events. Competition Medical Guidelines. 2013；54-6
World Athletics：IAAF Competition Medical Guidelines - 2013（1st ed）. Medical Information for Competitions.
https://www.worldathletics.org/about-iaaf/documents/health-science（参照 2020-06-11）

28）総務省消防庁：応急手当の普及啓発活動の推進に関する実施要綱.
http://www.fdma.go.jp/neuter/topics/houdou/h23/2308/230831_1houdou/01_okyu.pdf
（参照 2018-05-01）

29）東京マラソン公式ウェブサイト：プレスリリース東京マラソン 2017 First aid Reports.
https://www.marathon.tokyo/about/past/2017/press-release/pdf/936284476c0f584ef62
933dd7926826b.pdf（参照 2018-04-01）

30）前住智也, 田中秀治, 細川晃央, 他：市民マラソン大会における自転車モバイルチーム（モバイル AED 隊）の重要性. 臨床スポーツ医学 2009；26：329-34

31）厚生労働省医政局長通知「非医療従事者による自動体外式除細動器（AED）の使用について」（最終改正医政発 0927 第 10 号 平成 25 年 9 月 27 日）

32）上條幸弘, 原田勝弘, 矢澤和虎, 他：諏訪湖におけるマス・ギャザリングの救護活動 -諏訪湖マラソン大会-. 日本集団災害医学会誌（J J Disast Med）2005；9：309-14

33）厚生労働省：救急蘇生法の指針 2015（市民用）. 日本救急医療財団心肺蘇生法委員会 監,
2015
https://www.mhlw.go.jp/file/06-Seisakujouhou-10800000-Iseikyoku/0000123021.pdf
（参照 2018-04-01）

34）日本循環器学会, 日本 AED 財団：提言「スポーツ現場における心臓突然死をゼロに」.
2018
http://www.j-circ.or.jp/old/topics/aed_teigen.htm（参照 2020-07-06）

35）毎日新聞：マラソン大会完走の 33 歳男性死亡, 最後の見回りで発見.（2017 年 1 月 30 日）
https://mainichi.jp/articles/20170131/k00/00m/040/052000c（参照 2018-04-01）

36）日本医師会：運動関連性低ナトリウム血症. 国際マラソン医学協会 医療救護マニュアル.

2016 ; 32-6

37) Jena AB, Mann NC, Wedlund LN, et al : Delays in Emergency Care and Mortality during Major U.S. Marathons. N Engl J Med 2017 ; 376 : 1441-50

38) 愛知万博記念 災害・救急医療研究会：搬送計画の策定．マラソン・ロードレース 医療・救護活動ガイドライン．2017 ; 45-6

39) 日本医師会：退出時注意書．国際マラソン医学協会医療救護マニュアル．2016 ; 88

40) 総務省消防庁 平成 27 年度消防防災科学技術研究推進制度「通信指令専科教育導入プロジェクト」：個人情報の実際．事案・法令編テキスト．2016 ; 129-31
https://www.fdma.go.jp/singi_kento/kento/items/kento193_18_sankou_text.pdf（参照 2020-03-15）

41) 大友康裕 編：多数傷病者事故における災害現場医療対応の原則．標準 多数傷病者対応 MCLS テキスト．日本集団災害医学会 監，東京，ぱーそん書房，2014 ; 2

42) 永田高志，石井正三，長谷川学，他（監訳）：緊急時総合調整システム ICS の基本ルール -Why ICS？ 緊急時総合調整システム Incident Command System（ICS）基本ガイドブック．日本医師会，東京，東京法規出版，2014 ; 12-21

43) 朝日新聞：大迫傑選手も登場！「東京マラソン 2019」参加者＆応援者向けお役立ち情報．
https://www.asahi.com/and_M/20190222/349972/（参照 2019-12-27）

44) 東京マラソン公式ウェブサイト：プレスリリース 東京マラソン 2019 外国人ランナー出走者数・完走者数・完走率．
https://www.marathon.tokyo/about/past/2019/press-release/pdf/b9077e6e3551f7870d51c61b86f8821a.pdf（参照 2019-12-27）

45) 情報通信研究機構：VoiceTra サポートページ -NICT.
http://voicetra.nict.go.jp（参照 2018-04-01）

● 付 記 ●

・日本陸上競技連盟公式サイト：「ロードレース再開についてのガイダンス」策定について．
（2020 年 6 月 30 日公表）
https://www.jaaf.or.jp/news/article/13887/（参照 2020-06-30）

スポーツ界の活動が再開へと動き出す中，日本陸上競技連盟は，コロナ禍における最大限の感染防止対策と陸上競技活動の再起動を両立させるために，「陸上競技活動再開のガイダンス」「ロードレース再開についてのガイダンス」を公表しました．With コロナ時代の新しい形のマラソン・ロードレースのあり方を模索する際の参照すべきガイダンスです．
（日本陸上競技連盟のホームページで公表されていますが，その内容は逐次見直され，更新されます．最新版をご確認ください．）

申し込み時健康チェックリスト
（日本陸上競技連盟医事委員会作成）

市民マラソン・ロードレース申し込みにあたって、健康チェックが必要です。申込者各自で必ず確認してください。

（A）下記の項目（1〜5）のうち1つでも当てはまる項目があれば、レース参加の可否について、かかりつけ医によく相談してください。かかりつけ医の指導のもと、検査や治療を受けてください。レースに参加する場合は、自己責任で行ってください。

　1. 心臓病（心筋梗塞、狭心症、心筋症、弁膜症、先天性心疾患、不整脈など）の診断を受けている、もしくは治療中である
　2. 突然、気を失ったこと（失神発作）がある
　3. 運動中に胸痛、ふらつきを感じたことがある
　4. 血縁者に"いわゆる心臓マヒ"で突然に亡くなった方がいる（突然死）
　5. 最近1年以上、健康診断を受けていない

（B）下記の項目（6〜9）は、心筋梗塞や狭心症になりやすい危険因子です。当てはまる項目があれば、かかりつけ医に相談してください。

　6. 血圧が高い（高血圧）
　7. 血糖値が高い（糖尿病）
　8. LDLコレステロールや中性脂肪が高い（脂質異常症）
　9. タバコを吸っている（喫煙）

かかりつけ医とは、皆さんの健康や体調を管理してくれる身近なドクターです。
かかりつけ医をきちんと決めて、各種の検査やレース参加について相談しましょう。

出典 https://www.jaaf.or.jp/pdf/about/resist/medical/healthcheck20130411.pdf

資　料　2

傷病者記録票

対応救護所（隊）		記載者氏名	

1　活動状況

発 生 時 刻	時　分	出動場所	km 地点（目標物）		
覚 知 時 刻	時　分	氏　　　名		年齢	性別　男・女
到 着 時 刻	時　分	連 絡 先			
対応完了時刻	時　分	内服薬・アレルギー			
参 加 区 分	フル　　ハーフ　　観衆　　スタッフ				
引 き 継 ぎ 先	救急隊　他の救護所（隊） （　　　　　　　　　　　　　　　　　　　　　　　）				
経　　　　過	レースに復帰（完走タイム　　　　　　　　　　　　　） レースを棄権　　救急車　民間救急車（搬送医療機関名　　　　　　　　　） 　　　　収容バス　　他の手段で帰宅				

2　傷病者情報

症　　　　　状 受 傷 機 転		暑い　寒い　胸部痛　めまい　吐き気　嘔吐 靴擦れ　筋・腱損傷　皮膚損傷　脱水　熱中症　低体温　不整脈 心肺停止	
観 察 結 果	時　刻	時　　　　分	時　　　　分
	意　識	あり（正常・異常）　　なし	あり（正常・異常）　　なし
	呼　吸	回／分　　様式	回／分　　様式
	脈　拍	回／分　正・不整　強・弱	回／分　正・不整　強・弱
	そ の 他		
対応処置（時間） 所見・診断・程度 結 果 と 方 針 アドバイス内容		実施者署名：	
応 急 手 当	実施者	大会役員　ボランティア　警備員　ランナー　医療スタッフ その他（　　　　　　　　　）	
	内　容	CPR（胸骨圧迫のみ　胸骨圧迫＋人工呼吸）　　AED その他（　　　　　　　　）	

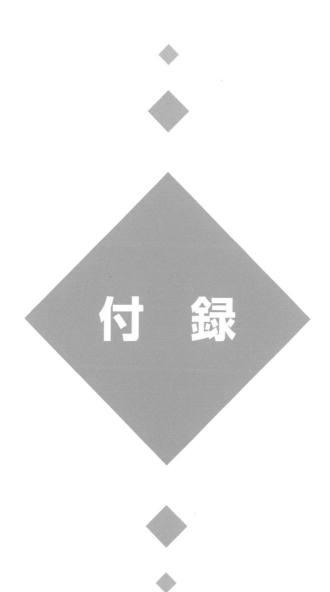

付　録

マラソン・ロードレース
救護・医療体制チェックリスト

マラソン・ロードレース 救護・医療体制チェックリスト

番号	チェック項目	✓	指針の参考箇所
1	救護・医療体制の責任者（医師が望ましい）の資質について、次の要件をすべて満たす。 ● スポーツ医療、救急医療（災害医療も含む）について、いずれかもしくは双方の深い知識と経験を持つ者 ● 日常において、大会開催地域の医療、特に救急医療に関わる者 ● マラソン・ロードレースの医療・救護体制の責任者を支える立場での参加経験がある者	☐	2-4 責任者に求められる資質（p.22）
2	救護・医療体制の責任者を長とする救護・医療体制準備委員会やそれに準ずる委員会を組織している。	☐	2-5-1 大会開催前の組織（p.23）
3	上記委員会に、行政、医療、消防、警察、すべての組織から参加している。	☐	2-5-1-2 実行組織（p.23）
4	救護・医療体制計画において、目的・目標を定めている。	☐	3-2 目的・目標の設定（p.27）
5	救護・医療体制計画において、その大会における健康リスクの評価が示されている。	☐	3-4 健康リスクの評価（p.30）
6	大会当日より前に、ランナーがレース中に陥る可能性がある、次のすべての健康障害について啓発がされている。 ● 心停止 ● 運動関連性低ナトリウム血症 ● 熱中症もしくは低体温症 ● 運動関連性虚脱 ● 骨格筋の障害 ● 皮膚の障害	☐	3-4-3 マラソン・ロードレース大会で生じる健康障害（p.35）
7	救護・医療スタッフに医師を配置している。 ※ランナー1,000人に対して3人以上いる。	☐	4-1 救護・医療スタッフの構成（p.41）
8	救護・医療スタッフに救急救命士か看護師を配置している。 ※ランナー1,000人に対して6人以上いる。	☐	4-1 救護・医療スタッフの構成（p.41）
9	コース中盤以降にスポーツトレーナー（理学療法士など）を配置している。 ※ランナー1,000人に対して6人以上いる。	☐	4-1 救護・医療スタッフの構成（p.41）

10	救護・医療スタッフに患者搬送、用具係など専門員を配置している。 ※ランナー1,000人に対して2人以上いる。	☐	4-1 救護・医療スタッフの構成 (p.41)
11	ユニフォームなどで、視覚的に医療スタッフを容易に認識できる。	☐	4-1 救護・医療スタッフの構成 (p.41)
12	救護・医療スタッフが傷害を負ったり、疾病に陥った場合や救護・医療スタッフがランナーや観客に対して法律上の賠償責任を負った場合に備えた保険（傷害疾病保険、賠償責任保険）の手当てをしている。	☐	4-4-2 補償 (p.44)
13	心肺停止などの傷病者発生時の連絡手順、スタッフの派遣、119番通報、傷病者搬送などの手順について、医療、消防、警察が参加した机上訓練を実施している。	☐	4-5-1-2 講習会と訓練 (p.45)
14	心肺停止などの傷病者発生時の連絡手順、スタッフの派遣、119番通報、傷病者搬送などの手順について、前日ないし当日に、実際の会場を使用して実地訓練を実施している。	☐	4-5-1-2 講習会と訓練 (p.45)
15	90%以上の救護・医療スタッフ（医療従事者を除く）は救命講習を受講している。 ※救命講習は普通救命講習Iなど到達度が担保されて修了証が発行される形態である。	☐	4-5-1-3 一次救命処置の講習 (p.46)
16	心肺停止などの傷病者発生時の連絡手順、スタッフの派遣、119番通報、傷病者搬送などの手順を文章で定めており、救護・医療スタッフに周知している。	☐	4-6 指揮命令と連絡 (p.46)
17	消防機関、警察機関、医療機関などの担当者の連絡体制を構築している。	☐	4-6-1 連絡体制の確保 (p.46)
18	スタッフ全員に専用の通信手段の確保が行われている（本部～救護所～救護医療スタッフ）。	☐	4-6-2 通信方法 (p.48)
19	救護・医療統括本部（統合指揮センター）があり、大会運営本部の中か、それに隣接している。	☐	5-1-2 設置箇所 (p.52)
20	救護・医療統括本部（統合指揮センター）に消防職員を配置している。	☐	5-1-3 本部スタッフ (p.52)
21	救護所をスタートから15kmまでに2カ所以上設置している（スタート地点を除く）。	☐	5-2-1 設置箇所 (p.54)
22	救護所を20kmからフィニッシュ地点までに5カ所以上設置している（フィニッシュ地点を除く）。	☐	5-2-1 設置箇所 (p.54)
23	救護所をフィニッシュ地点に設置している。	☐	5-2-1 設置箇所 (p.54)

24	救護所をフィニッシュ地点〜更衣室エリア周辺に設置している（フィニッシュ地点の救護所を除く）。	☐	5-2-1 設置箇所 (p.54)
25	救急車の停車位置が、救護所に隣接している。 ※救護所の 80％以上。	☐	5-2-1 設置箇所 (p.54)
26	救護所をスタート地点に設置している。	☐	5-2-1 設置箇所 (p.54)
27	20〜30km の救護所と、フィニッシュ地点の救護所に医師を配置している。	☐	5-2-2 スタッフの配置 (p.55)
28	救護所に、受診者の受付、記録簿の管理、無線の管理などを行う管理スタッフを配置している。	☐	5-2-2 スタッフの配置 (p.55)
29	すべての救護所では、一般のランナーや観客から見えないようにプライバシー保護などに配慮している。	☐	5-2-4 広さと機能 (p.57)
30	すべての救護所やその周辺には、救護所スタッフが休憩できる場所がある。	☐	5-2-4 広さと機能 (p.57)
31	すべての救護所では、エアコン・扇風機ないしヒーターなどによる室温管理、換気が可能である。	☐	5-2-4 広さと機能 (p.57)
32	移動救護隊の現在地を、GPS などでリアルタイムに把握する手段がある。	☐	5-3-3 配置と移動方法 (p.59)
33	ランナーとして大会に参加する者のうち、医師・看護師・救急救命士などの医療資格保持者、または心肺蘇生や救急処置を日常的に行う救急隊員などの職歴を持つ者に対して、傷病者発生時に救護への支援を求める救護ランナー体制を用意している。	☐	5-4 救護ランナー体制の確保 (p.61)
34	救護所の資器材について備えるべき資器材はすべて揃っており、使用記録が残され、廃棄に関するルールが定められている。	☐	5-5-1 救護所に必要な資器材 (p.62)
35	移動救護隊の装備する資器材について備えるべき資器材はすべて揃っており、使用記録が残され、廃棄に関するルールが定められている。	☐	5-5-2 移動救護隊の装備 (p.62)
36	AED およびスタッフ配置に関する計画が提示されており、AED は 2 分以内で傷病者のもとに到着できることを目標とする。	☐	5-6 AED（自動体外式除細動器）(p.64)
37	セルフケアステーションが設置され、ランナーにわかりやすく案内されている。	☐	5-7 セルフケアステーションなどの設置 (p.67)

38	大会当日より前に、大会参加者に対して、体調管理の重要性、トレーニング法、健康診断の推進、大会中に発表する各種警報の種類や伝達方法ならびに救護所、給水所、トイレの位置について周知している。	☐	6-1-1 体調管理の啓発 (p.69)
39	大会当日より前に、大会参加者に対して、救護への協力のお願いと救急蘇生法の受講促進を行っている。	☐	6-1-1-6 救護への協力と救急蘇生法の受講促進 (p.72)
40	ナンバーカードの裏面やランナーカードの確認などにより、意識障害を呈したランナーの人定（個人の特定）が直ちに可能な対策を講じている。	☐	6-1-3 大会参加者の情報の収集と管理 (p.73)
41	大会当日に、ランナーの健康状態を確認し、健康チェック表の回収を行っている。	☐	6-2-1 当日の健康チェック (p.74)
42	暑さ指数情報伝達システム（フラッグシステム）を実施している。	☐	6-2-3 暑さ指数とフラッグシステム (p.75)
43	レース途中でリタイアしたランナーを、車両で、フィニッシュ地点ないし更衣室などへ輸送する体制が確保されている。	☐	6-2-4 棄権や制限時間を超えたランナーの管理 (p.75)
44	フィニッシュエリアから更衣スペースなどのランナーがいるエリアを巡回する体制が確保できている。	☐	6-3 ランナーのレース後の管理 (p.77)
45	給水所は3〜5km間隔で設置するとともに、水分の過剰摂取を予防するための工夫がなされている。	☐	7-3 給水所の設置 (p.81)
46	フィニッシュエリア全体を見渡せる高い場所に、数人が立てる広さの頑丈な監視塔を設けている。もしくは直視による監視と同等以上の監視カメラシステムなどを設けている。	☐	7-4 監視塔の設置 (p.81)
47	救護・医療体制計画について、救急車の搬送の計画も含めて、策定段階において、消防機関からの指導、助言を受けている。	☐	8-2 消防機関との調整 (p.84)
48	救護・医療体制計画について、救急車の搬送の計画も含めて、策定段階において、警察機関からの指導、助言を受けている。	☐	8-3-2 警察、警備機関 (p.87)
49	緊急度・重症度が低い傷病者を医療機関へ搬送するための車両を、消防機関の救急車とは別に確保し、コースに隣接して待機している。	☐	8-2-4 患者等搬送事業者などの活用 (p.86)
50	救護・医療計画について、救急車の搬送の計画も含めて、医療機関、地域MC協議会と協議し、共有している。	☐	8-3-1 搬送先医療機関 (p.87)

51	救護所からランナーを退出させてよいか判断する基準を設けている。	☐	9-1-5-2 救護所からの退出（p.91）
52	ランナーに渡す退出時注意書を用意している。	☐	9-1-5-2 救護所からの退出（p.91）
53	医療機関へ搬送されたランナーの荷物を、その医療機関に送り届ける体制を用意している。	☐	9-1-5-5 搬送された傷病者への対応（p.93）
54	救急車によって医療機関に搬送されるランナーに、大会スタッフが同行できる体制が確保されている。	☐	9-1-5-5 搬送された傷病者への対応（p.93）
55	大会当日に、ランナー、大会スタッフに死亡者が出た場合の連絡手段、近親者への対応、報道機関への対応について文章で規定している。	☐	9-1-5-7 死亡者が発生した場合（p.94）
56	統一した傷病者記録票に記録を残している。	☐	9-2-1 傷病者記録票（p.95）
57	傷病者発生時の個人情報の取り扱いについて規定を設け、事前に大会参加者から承諾を得ている。	☐	9-2-2 個人情報の管理（p.95）
58	インターネット、SNS（ソーシャル・ネットワーキング・サービス）などでの情報発信も含め、個人情報の保護の取り扱いについて規定を定め、救護・医療スタッフに説明し、個人情報などに関する誓約書を提出させている（法律上、守秘義務が課せられている職種の者を除く）。	☐	4-3 守秘義務と個人情報の保護（p.43）
59	報道機関とのやり取りの担当者を定めるとともに、担当者以外が個別に対応しないように、大会スタッフに周知している。	☐	9-3 報道機関への対応（p.98）
60	テロなどの緊急事態発生時の指揮命令系統について、文章で規定している。	☐	10-1 想定される災害（p.101）
61	災害（気象事象、地震・津波、火災、テロなど）による大会の中止・中断について判断する仕組みを持っている。	☐	10-2 大会の継続、中止の判断（p.102）
62	傷病者発生時、災害発生時などの、シグナル放送について、救護・医療スタッフに周知している。	☐	10-3-2 非常連絡（p.104）
63	大会開催中に災害が発生した場合の、大会参加者への周知方法について定めていて、外国人・災害弱者への周知方法まで文章で規定している。	☐	10-3-2 非常連絡（p.104）
64	災害発生時に大会参加者、スタッフの一斉帰宅の抑制と、帰宅困難者対策について文章で規定している。	☐	10-3-4 選手と観客の帰宅管理（p.104）

65	災害発生時の連絡、避難などの手順について、医療、消防、警察が参加した訓練を実施している。	☐	10-4 災害訓練（図上訓練、実動訓練）の実施（p.104）
66	外国人ランナーへの対応方法が決まっている。 ※翻訳アプリ（VoiceTra など）または通訳で対応。	☐	11 外国人への対応（p.107）
67	救護・医療体制の整備のために、前回の大会の事後検証結果を確認し、その結果を救護・医療計画に反映している。 ※前年の傷病者への対応経験とスタッフのアンケート調査結果が救護・医療計画に反映されている。	☐	12 次回に向けて（p.109）

JMAAS

~ Japan Marathon Aid system Assessment Score ~

ジェイマース
フルマラソン版（ver1）

JMAAS について

　わが国では、毎週のようにマラソン・ロードレースが開催されていますが、時期や規模、立地を含めたコースの環境は様々であり、それに対応してランナーへの救護・医療計画も一様ではありません。

　多くの開催実績の中で培われ、救護・医療体制が確立された大会もありますが、昨今のブームで新参の大会が増える中、テンプレートとなるものがない場合は、非常に稚拙で貧弱な体制であったりする危険性があります。

　また、いくつもあるマラソン・ロードレース大会で、ランナー自身が参加を吟味するための要素として、「救護・医療体制はどうだろうか？　不安はないだろうか？」という疑問に対して、公開されているソースはあまり見かけません。

　われわれ研究班は、国内のマラソン・ロードレース大会における救護・医療体制について、計画段階から開催当日、大会後の検証までを客観的な評価によってスコア化し、各分野の充実度について直感的に理解できる評価表を開発しました。

　公正で中立的な内容で採点を行えるので、大会運営に関わらない第三者機関であっても、容易にその救護・医療体制についての充実度を知ることができます。

　このスコアが、参加する大会をランナーが選ぶ上での要素となるのはもちろんのこと、大会参加へのピーアールや大会運営者のチェックリスト的なツールとして発展していくことを願っています。

2018 年 5 月
「ファーストエイドの標準教育プログラムと、大規模イベントでの
応急救護体制確保の指針の研究開発」研究班 研究代表者
（愛知医科大学名誉教授）

野口　　宏

評価方法について

　マラソン・ロードレースにおける救護・医療体制を、大きく5つのカテゴリに分け、それぞれ該当する実態を選びます。

　設問は重要度によって獲得する点数に差があり、重要な項目ほど点数が高く設定されています。

　5つのカテゴリは、それぞれ40点満点となっており、最終的にレーダーチャートグラフに記載することで、救護・医療体制のバランスについても視覚的に判断することができます。

　また、各項目で満点の場合は、それぞれ「星」を獲得することができます。最高200点満点の救護・医療体制では、「五つ星」という称号を得ることができます。

STEP I　組織体制・計画の充実度について

救護・医療体制の責任者の資質について、次の要件を満たす。

・スポーツ医療、救急医療（災害医療も含む）について、いずれかもしくは双方の深い知識と経験を持つ者

・日常において、大会開催地域の医療、特に救急医療に関わる者

・マラソン・ロードレースの医療・救護体制の責任者を支える立場での参加経験がある者

いいえ：0点

1つに当てはまる：2点

2つは当てはまる：4点

すべてに当てはまる：6点

点

【説明】

● スポーツ医療、救急医療（災害医療も含む）について、いずれかもしくは双方の深い知識と経験を持つ者には、日本スポーツ協会公認スポーツドクター、日本整形外科学会認定スポーツ医、救急科専門医、災害医学会専門医などが該当する。専門医資格などの証明書で確認する。

● 日常において、大会開催地域の医療、特に救急医療に関わる者は、地域の救急搬送患者の診療に携わる者をいう。ホームページの確認や消防機関に問い合わせて確認する。

● マラソン・ロードレースの医療・救護体制の責任者を支える立場での参加経験がある者は、過去の参加歴を証明するもので確認する。

救護・医療体制の責任者を長とする救護・医療体制準備委員会やそれに準ずる委員会を組織している。

いいえ：0点
全体の準備委員会しか組織していないが、そこには救護・医療
　体制準備委員が参画している：2点
は　い：4点

点

上記委員会に、行政、医療、消防、警察からの職員が参加している。

いいえ：0点
いずれかが参加していない：2点
すべての組織から参加している：4点

点

救護・医療体制計画において、目的・目標を定めている。

いいえ：0点
は　い：2点

点

救護・医療体制計画において、その大会における健康リスクの評価が示されている。

いいえ：0点
は　い：2点

点

消防機関、警察機関、医療機関などの担当者のコンタクトリストを作成している。

いいえ：0点
は　い：2点

点

通信手段の確保が行われている（本部～救護所～救護医療スタッフ）

いいえ：0点
本部と救護所間のみ専用の通信手段がある：2点
スタッフ全員に専用の通信手段がある：4点

点

救護・医療体制計画について、救急車の搬送の計画も含めて、策定段階において、消防機関からの指導、助言を受けている。

いいえ：0点
は　い：2点

点

救護・医療体制計画について、救急車の搬送の計画も含めて、策定段階において、警察機関からの指導、助言を受けている。

いいえ：0点
は　い：2点

点

緊急度・重症度が低い傷病者を医療機関へ搬送するための車両を、消防機関の救急車とは別に確保し、コースに隣接して待機している。

いいえ：0点
は　い：2点

点

【説明】
● コースに隣接して待機していることを、救護・医療計画などの書面、当日の視察で確認する。

救護・医療計画について、救急車の搬送の計画も含めて、医療機関、地域 MC 協議会と協議し、共有している。

いいえ：0点
は　い：2点

点

外国人ランナーへの対応方法が決まっている。

いいえ：0点
外国語が書いてあるシートなどで対応：2点
翻訳アプリ（VoiceTra® など）または通訳で対応：4点

点

救護・医療体制の整備のために、前回の大会の事後検証結果を確認し、その結果を救護・医療計画に反映している。

いいえ：0点

事後検証はしていないが、前年の傷病者への対応状況と同等の
　　体制がとられている：2点

前年の傷病者への対応経験とスタッフのアンケート調査結果が救護・医療計画に
　　反映されている：4点

点

【説明】

● 前年の事後検証に関わる書類を確認する。その結果を反映した救護・医療計画を
　確認する。

● 初開催の場合は一様に0点とするが、主催者が別のマラソン・ロードレースの
　大会を開催した経歴があり、その事後検証結果を反映した内容であればその限り
　でない。

STEP Ⅱ　スタッフの充実度について

救護・医療スタッフに医師を配置している。

いいえ：0点
医師が1人はいる：2点
スタート・フィニッシュの救護所にそれぞれ医師がいる：4点
ランナー1,000人に対して1人以上いる：6点
ランナー1,000人に対して2人以上いる：8点
ランナー1,000人に対して3人以上いる：10点

点

【説明】

● 救護・医療計画などの書面、スタッフ一覧表、当日の視察で確認する。
　 たとえば、
　　・ランナー総数500人で、医師が1人配置されていれば、6点が与えられる。
　　・ランナー総数1,000人で、医師が1人配置されていれば、4点が与えられる。
　　・ランナー総数1,500人で、医師が1人配置されていれば、2点が与えられる。

救護・医療スタッフに救急救命士か看護師を配置している。

いいえ：0点
看護師が1人はいる：2点
ランナー1,000人に対して2人以上いる：4点
ランナー1,000人に対して4人以上いる：6点
ランナー1,000人に対して6人以上いる：8点

点

【説明】

● 救護・医療計画などの書面、スタッフ一覧表、当日の視察で確認する。
　 たとえば、
　　・ランナー総数500人で、資格者が1人配置されていれば、4点が与えられる。
　　・ランナー総数1,000人で、資格者が1人配置されていれば、2点が与えられる。

コース中盤以降にスポーツトレーナー（理学療法士など）を配置している。

いいえ：0点

該当資格のスタッフが1人はいる：1点

ランナー1,000人に対して2人以上いる：2点

ランナー1,000人に対して4人以上いる：3点

ランナー1,000人に対して6人以上いる：4点

点

【説明】

●救護・医療計画などの書面、スタッフ一覧表、当日の視察で確認する。

たとえば、

・ランナー総数500人で、資格者が1人配置されていれば、2点が与えられる。

・ランナー総数1,000人で、資格者が1人配置されていれば、1点が与えられる。

救護・医療スタッフに患者搬送、用具係など専門員を配置している。

いいえ：0点

患者搬送スタッフだけは専門にいる：1点

ランナー1,000人に対して2人以上いる：2点

点

【説明】

●救護・医療計画などの書面、スタッフ一覧表、当日の視察で確認する。

たとえば、

・ランナー総数500人で、資格者が1人配置されていれば、2点が与えられる。

ユニフォームなどで、視覚的に医療スタッフを容易に認識できる。

いいえ：0点

は　い：1点

点

【説明】

●スタッフへの説明書、当日の様子、写真などで確認する。

心肺停止などの傷病者発生時の連絡手順、スタッフの派遣、119番通報、傷病者搬送などの手順について、医療、消防、警察が参加した机上訓練を実施している。

いいえ：0点

一部の機関で訓練を実施：2点

点

すべての機関が参加した訓練を実施：4点

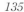

心肺停止などの傷病者発生時の連絡手順、スタッフの派遣、119番通報、傷病者搬送などの手順について、前日ないし当日に、実際の会場を使用して実地訓練を実施している。

いいえ：0点
は　い：2点

点

救護・医療スタッフが傷害を負ったり疾病にかかる場合や、救護・医療スタッフがランナーや観客に対して法律上の賠償責任を負った場合に備えた保険（傷害疾病保険、賠償責任保険）の手当てをしている。

いいえ：0点
は　い：1点

点

医療従事者を除く救護・医療スタッフは救命講習を受講している。
　※救命講習：普通救命講習Ⅱなど。

いいえ：0点
50％以上が受講済みとされている（修了証は未確認）：1点
90％以上が受講済みとされている（修了証は未確認）：2点
90％以上かつ修了証を確認した：3点

点

【説明】
● 受講を証明できるもので確認する。ただし、受講から3年を過ぎたものは確認できなかったものとして扱う。また、修了証が発行されない講習の受講者も同様とする（運転免許講習や消防が行う救命入門コースなど）。

心肺停止などの傷病者発生時の連絡手順、スタッフの派遣、119番通報、傷病者搬送などの手順を文章で定めており、救護・医療スタッフに周知している。

いいえ：0点
医療・救護スタッフ全員には周知されている：1点
イベントスタッフ全員に周知されている：2点

点

救護・医療統括本部（統合指揮センター）に消防職員を配置している。

いない：0点
い　る：1点

点

【説明】
● 救護・医療計画などの書面、スタッフ一覧表、当日の視察で確認する。ここでいう消防職員は、業務として有事の際に消防隊・救急隊を統制（隊の運用を指揮命令・消防本部との情報通信）できる消防職員のことである。

すべての救護所やその周辺には、救護所スタッフが休憩できる場所がある。

いいえ：0点
は　い：1点

点

【説明】
● 当日の視察、写真などで確認する。

ランナーとして大会に参加する者のうち、医師・看護師・救急救命士などの医療資格保持者、または、心肺蘇生や救急処置を日常的に行う救急隊員などの職歴を持つ者に対して、傷病者発生時に救護への支援を求める救護ランナー体制を用意している。

いいえ：0点
は　い：1点

点

【説明】
● 救護ランナーは、あくまでも大会にランナーとして参加しながらの活動を期待するものである。救護・医療スタッフが駆けつける移動救護体制とは異なることに留意する。
● 救護ランナー（メディカルランナー）について記載したランナー募集要項、パンフレット、ランナー名簿などで確認する。

STEP Ⅲ　救護・医療の拠点と隊の充実度について

救護・医療統括本部（統合指揮センター）があり、大会運営本部の中か、それに隣接している。

いいえ：0点
設置しているが、場所は大会運営本部に隣接していない：1点
大会運営本部の中か、それに隣接して設置している：2点

［　点　］

【説明】
● 組織図、コースマップなどで確認する。

救護所をスタート地点に設置している。

いいえ：0点
は　い：2点

［　点　］

【説明】
● ここでいう救護所とは、ランナーやスタッフに対して救護・医療を提供することを目的に、救護・医療スタッフが常駐し、救護や診療に必要な資器材と、仰臥位になれるベッドを有するものをいう。

救護所をスタートから15kmまでに設置している（スタート地点を除く）。

いいえ：0点
1カ所ある：1点
2カ所以上ある：2点

［　点　］

【説明】
● コースマップなどで確認する。

救護所を 20 km からフィニッシュ地点までに設置している（フィニッシュ
地点を除く）。

いいえ：0 点
1 カ所ある：1 点
2 カ所ある：2 点
3 カ所ある：3 点
4 カ所ある：4 点
5 カ所以上ある：5 点

点

【説明】
● コースマップなどで確認する。

救護所をフィニッシュ地点に設置している。

いいえ：0 点
は　い：2 点

点

【説明】
● コースマップなどで確認する。

救護所をフィニッシュ地点〜更衣室エリア周辺に設置している（フィニッシュ
地点の救護所を除く）。

いいえ：0 点
は　い：1 点

点

【説明】
● コースマップなどで確認する。

救急車の停車位置が、救護所に隣接している。

いいえ：0 点
救護所の半数は該当する：1 点
救護所の 80％ 以上が該当する：2 点

点

【説明】
● コースマップなどで確認する。

20〜30 km の救護所と、フィニッシュ地点の救護所に医師を配置している。

いいえ：0点

いずれか1カ所には配置している：1点

すべてに配置している：2点

点

【説明】

● スタッフ名簿を確認する。

救護所に、受診者の受付、記録簿の管理、無線の管理などを行う管理スタッフを配置している。

いいえ：0点

は　い：1点

点

【説明】

● スタッフ名簿を確認する。

すべての救護所では、一般のランナーや観客から見えないようにプライバシー保護などに配慮している。

いいえ：0点

は　い：1点

点

【説明】

● 当日の視察、写真などで確認する。

すべての救護所では、クーラー・扇風機ないしヒーターなどによる室温管理、換気が可能である。

いいえ：0点

は　い：1点

点

【説明】

● 当日の視察、写真などで確認する。

移動救護隊の現在地をリアルタイムで把握する手段がある。

いいえ：0点

無線での報告により把握している：1点

GPS などでリアルタイムに把握できる：2点

点

【説明】

● 救護・医療計画を確認するか、実際の装置を視察して確認する。

救護所の資器材が適切に準備され、管理されている。

いいえ：0点

一部揃っている：1点

備えるべき資器材はすべて揃っている：2点

備えるべき資器材はすべて揃っており、使用記録が残され、廃棄に関するルール
　が定められている：3点

点

移動救護隊の装備する資器材が適切に準備され、管理されている。

いいえ：0点

一部揃っている：1点

備えるべき資器材はすべて揃っている：2点

備えるべき資器材はすべて揃っており、使用記録が残され、廃棄に関するルール
　が定められている：3点

点

【説明】

● 救護・医療計画にある資器材一覧表を確認するか、用意されている実物をチェッ
　クする。

AED およびスタッフ配置に関する計画が提示され、AED 到着に要する時間が管理されている。

いいえ：0 点

スタートとフィニッシュ地点（往復路なら 1 台）に AED を
　準備している：2 点

スタート・フィニッシュに合わせて 20km と 30km 地点に AED を準備して
　いる：4 点

AED およびスタッフ配置に関する計画は提示されているが、到着までに 4 分を
　超える：6 点

※AED およびスタッフ配置に関する計画提示かつ 4 分以内で到着できる：8 点

※AED およびスタッフ配置に関する計画提示かつ 2 分以内に到着できる：10 点

点

【説明】

- AED の準備状況および移動救護スタッフの配備状況（使用できる状態であることを前提とし，市中の施設に備えてある AED を含める）。
- ※については、AED を必要とする事案または救護を必要とする事案が発生した地点に到着するまでの時間とその計画の提示。
  - ・自転車：1〜1.5km 間隔 /3〜5 分
  - ・走って移動：0.5〜1km 間隔 /3〜5 分

セルフケアステーションが設置され、ランナーにわかりやすく案内されている。

いいえ：0 点
は　い：1 点

点

【説明】

- 当日の視察、写真などで確認する。

STEP Ⅳ　健康管理、コース管理の充実度について

大会当日より前に、ランナーがレース中に陥る可能性がある健康障害についての啓発がされている。

- ・心停止
- ・運動関連性低ナトリウム血症
- ・熱中症もしくは低体温症
- ・運動関連性虚脱
- ・骨格筋の障害
- ・皮膚の障害

いいえ：0点
一部されている：2点
すべてされている：4点

点

大会当日より前に、大会参加者に対して、体調管理の重要性、トレーニング法、健康診断受診の推進、大会中に発表する各種警報の種類や伝達方法について周知している。

いいえ：0点
一部されている：2点
は　い：4点

点

大会当日より前に、大会参加者に対して、救護への協力へのお願いと救急蘇生法の受講促進を行っている。

いいえ：0点
救護への協力願いは行っている：2点
は　い：4点

点

たとえば、ナンバーカードの裏面やランナーカードの確認などにより、意識障害を呈したランナーの人定（個人の特定）を直ちに可能にする対策を講じている。

いいえ：0点
ID を照会するなどにより確認できる：2点
は　い：4点

点

【説明】
● 救護・医療計画などの書面、当日の視察（実際のランナーのナンバーカードでテストしてみる）で確認する。

大会当日に、ランナーの健康状態を確認し、健康チェック表の回収を行っている。

いいえ：0点
健康状態の確認はしている：2点
は　い：4点

点

暑さ指数情報伝達システム（フラッグシステム）を実施している。

いいえ：0点
ランナーに現在の気温を伝える手段がある：2点
は　い：4点

点

レースの途中でリタイアしたランナーを、車両で、フィニッシュ地点ないし更衣室などへ輸送する体制が確保されている。

いいえ：0点
リタイアしたランナーは救護所でサポートするにとどまる：2点
は　い：4点

点

【説明】
● 救護・医療計画などの書面、当日の視察で確認する。

フィニッシュエリアから更衣スペースなどのランナーがいるエリアを巡回する
体制が確保できている。

いいえ：0点
巡回は他のスタッフと兼務している：2点
確保できている：4点

点

【説明】
● 救護・医療計画などの書面、当日の視察で確認する。

給水所は3〜5km間隔で設置するとともに、水分の過剰摂取を予防するため
の工夫がなされている。

いいえ：0点
給水所の間隔が5kmを超えるところがある：2点
は　い：4点

点

【説明】
● 当日の視察、写真などで確認する。

フィニッシュエリア全体を見渡せる高い場所に、数名が立てる広さの頑丈な
監視塔を設けている。もしくは、直視による監視と同等以上の監視カメラシス
テムなどを設けている。

いいえ：0点
巡回するスタッフが兼務している：2点
は　い：4点

点

【説明】
● 当日の視察、写真などで確認する。

STEP Ⅴ　傷病者・災害発生時の対応充実度について

救急車によって医療機関に搬送されるランナーに、大会スタッフが同行できる体制が確保されている。

いいえ：0点
は　い：1点

点

【説明】
● 救護・医療計画などの書面、当日の視察で確認する。

救護所からランナーを退出させてよいか判断する基準を設けている。

いいえ：0点
は　い：2点

点

【説明】
● 救護・医療計画などの書面を確認する。

ランナーに渡す退出時注意書を用意している。

いいえ：0点
は　い：2点

点

【説明】
● 救護・医療計画などの書面を確認する。

大会当日に、ランナー、大会スタッフに死亡者が出た場合の、連絡手段、近親者への対応、報道機関への対応について文章で規定している。

いいえ：0点
救護・医療スタッフ全員には周知されている：1点
イベントスタッフ全員に周知されている：2点

点

医療機関へ搬送されたランナーの荷物を、その医療機関に送り届ける体制を用意している。

いいえ：0点
は　い：1点

点

【説明】

● 救護・医療計画などの書面、当日の視察、担当者を確認することで評価する。

インターネット、SNS（ソーシャル・ネットワーキング・サービス）などでの情報発信も含め、個人情報の保護の取り扱いについて規定を定め、救護・医療スタッフに説明し、個人情報等に関する誓約書を提出させている（法律上、守秘義務が課せられている職種の者を除く）。

いいえ：0点
規定を定めている：1点
規定を定めた上で、誓約書を提出させている：2点

| | 点 |

【説明】

● 個人情報保護に関する大会規定と誓約書を確認する。

統一した傷病者記録票に記録を残している。

いいえ：0点
は　い：2点

| | 点 |

報道機関とのやり取りの担当者を定めるとともに、担当者以外が個別に対応しないように、大会スタッフに周知している。

いいえ：0点
一部の人に周知：2点
全員に実施：4点

| | 点 |

傷病者発生時の個人情報の取り扱いについて規定を設け、事前に大会参加者から承諾を得ている。

いいえ：0点
は　い：2点

| | 点 |

テロなどの緊急事態発生時の指揮命令系統について、文章で規定している。

いいえ：0点
は　い：1点

| | 点 |

災害（気象事象、地震・津波、火災、テロなど）による大会の中止・中断の基準を、それぞれごとに文章で規定している。

いいえ：0点
決めてはいるが、すべての項目ではない：2点
すべての項目で決めている：4点

点

大会開催中に災害が発生した場合の、大会参加者への周知方法について定めている。

いいえ：0点
一部の項目で定めている：2点
周知方法について文章で規定している：4点
外国人・災害弱者への周知方法まで文章で規定している：6点

点

災害発生時に大会参加者、スタッフの一斉帰宅の抑制と、帰宅困難者対策について文章で規定している。

いいえ：0点
は　い：1点

点

災害発生時の連絡、避難などの手順について、医療、消防、警察が参加した訓練を実施している。

いいえ：0点
すべての機関ではないが、訓練は実施している（図上）：2点
すべての機関が参加した訓練を実施している（図上）：4点
すべての機関ではないが、訓練は実施している（実動）：6点
すべての機関が参加した訓練を実施している（実動）：8点

点

傷病者発生時、災害発生時などの、シグナル放送について、救護・医療スタッフに周知している。

いいえ：0点
は　い：2点

点

すべての STEP の集計表

それぞれの点数をレーダーチャートに記載します。

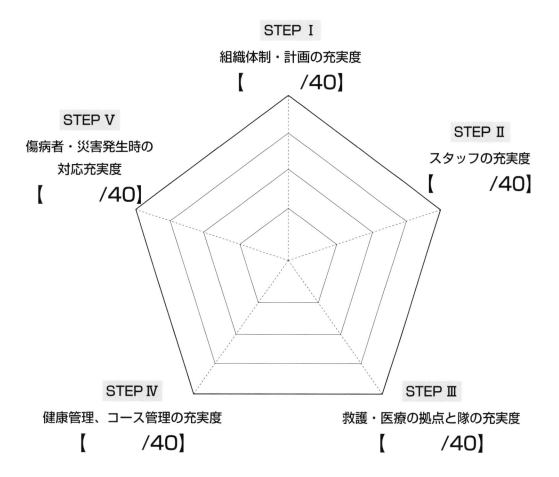

STEP Ⅰ
組織体制・計画の充実度
【　　　/40】

STEP Ⅴ
傷病者・災害発生時の
対応充実度
【　　　/40】

STEP Ⅱ
スタッフの充実度
【　　　/40】

STEP Ⅳ
健康管理、コース管理の充実度
【　　　/40】

STEP Ⅲ
救護・医療の拠点と隊の充実度
【　　　/40】

スコアの合計 ＿＿＿＿＿＿＿/200 点
40 点満点の数 ☆☆☆☆☆

「大規模イベントでの救護・医療体制」（https://emsforevents.jp）を参照。
このサイトから「JMAAS フルマラソン版」がダウンロードできます。

索 引

マラソン・ロードレース 救護・医療体制 整備指針

フルマラソンから小規模レースまで－安全に運営するために…

2020 年 9 月 10 日　第 1 版第 1 刷発行
2023 年 9 月 15 日　第 1 版第 2 刷発行 ©

監　　修　　山澤　文裕

編　　集　　野口　宏

発 行 者　　小林　俊二

発 行 所　　株式会社シービーアール

〒113-0033
東京都文京区本郷 3-32-6 ハイヴ本郷 3F
電　話　（03）5840-7561㈹　Fax　（03）3816-5630
E-mail／sales-info@cbr-pub.com

印刷・製本　三報社印刷株式会社